Dr. med. Avril Schneider

Frauen- beschwerden natürlich behandeln

● Sanfte Medizin bei Menstruationsbeschwerden, Zyklusstörungen, Scheideninfektionen und anderen Frauenproblemen

● Wann zur ärztlichen Untersuchung?

● Selbsthilfe mit natürlichen Heilmitteln

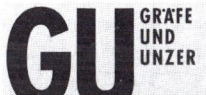

GU GRÄFE UND UNZER

Widmung

Dieses Buch widme ich meinen Patientinnen, von denen ich im Laufe der Jahre so vieles gelernt habe.

Wichtiger Hinweis

In diesem GU Ratgeber ist die natürliche Behandlung von Frauenbeschwerden laienverständlich dargestellt. Die von den Autoren der Reihe »Naturmedizin« vertretenen Auffassungen in bezug auf Krankheiten und ihre Behandlung unterscheiden sich gelegentlich von jenen der allgemein anerkannten medizinischen Wissenschaft. Jede Leserin ist aufgefordert, in eigener Verantwortung zu entscheiden, ob und inwieweit die in diesem Buch vorgestellten Naturheilverfahren für sie eine Ergänzung oder Alternative zur »Schulmedizin« darstellen.

In »Ein Wort zuvor« (→ Seite 6) werden Sie darauf hingewiesen, daß Sie eine Selbstbehandlung nur in vertrauensvoller Zusammenarbeit mit dem Arzt vornehmen dürfen. Auch im Zusammenhang mit der Erläuterung von Krankheitsbildern ist jeweils auf die Notwendigkeit ärztlicher Beratung hingewiesen. Bitte halten Sie sich an diese Ausführungen. Beachten Sie bitte auch die als »Wichtig« gekennzeichneten Hinweise zu einzelnen Beschwerden sowie die jeweils ausgewiesenen Grenzen der Selbstbehandlung.

Inhalt

Ein Wort zuvor 6

Körper und Seele gehören zusammen 7
Krankheit – ein Lernprozeß 7
Der Arzt Ihres Vertrauens 8

Anatomie und Zyklus 10
Die weiblichen Geschlechtsorgane 10
Der monatliche Zyklus 11
   Die wichtige Rolle der Hormone 13
   Zykluslänge, -dauer, -stärke 14

Beschwerden rund um den Zyklus 16
Prämenstruelles Syndrom (PMS) 16
   Was können Sie tun? 17
Schmerzhafte Periode (Dysmenorrhoe) 20
   Primär schmerzhafte Periode 20
   Sekundär schmerzhafte Periode 20
   Was können Sie tun? 21
   Schmerzhafte Periode nach einer Operation 23
   Schmerzhafte Periode durch die Spirale 23
Brustschmerzen vor und während der Periode 23
   Was können Sie tun? 24
Seltene oder unregelmäßige Periode
(Oligoamenorrhoe) 25
   Polyzystisches Ovarsyndrom (PCO) 25
   Was können Sie tun? 26
Verspätetes Einsetzen der Periode bei jungen Mädchen
(Primäre Amenorrhoe) 28
   Was kannst du tun? 28
Ausbleiben der Periode (Sekundäre Amenorrhoe) 31
   Schwangerschaft 31
   Beginn der Wechseljahre 32
   Vorzeitige Wechseljahre 32
   Was können Sie tun? 32
   Körperliche und/oder seelische Belastung 34
   Was können Sie tun? 35

Zu häufige oder unregelmäßige Periode (Polymenorrhoe) 35
Unregelmäßiger Aufbau der Gebärmutterschleimhaut
(Hyperplasie) 35
Was können Sie tun? 36
Zwischenblutungen 37
Zervixpolyp 37
Was können Sie tun? 38
Zyste 38
Was können Sie tun? 40
Myom 41
Was können Sie tun? 42

Zyklusunabhängige Beschwerden 43

Ausfluß (Fluor) 43
Geschlechtskrankheiten (STD) 43
Was können Sie tun? 44
Chlamydien 46
Was können Sie tun? 46
Trichomonaden 46
Was können Sie tun? 47
Lues (Syphilis) 47
Was können Sie tun? 47
Eileiterentzündung (Adnexitis) 47
Was können Sie tun? 48
Folgebeschwerden nach einer Eileiterentzündung 49
Was können Sie tun? 49
Gebärmutterschleimhautentzündung (Endometritis) 50
Was können Sie tun? 51
Versprengte Gebärmutterschleimhaut (Endometriose) 52
Was können Sie tun? 54
Scheidenentzündung durch Pilze 55
Was können Sie tun? 56
Aminkolpitis (Bakterielle Vaginose) 57
Was können Sie tun? 57
Ausfluß und Pille 58
Was können Sie tun? 58
Ein Wort zur Intimpflege 58
Schmerzen im Bereich der Scheide und der äußeren
Genitalien 60

Herpes genitalis (Herpex simplex) 61
  Was können Sie tun? 62
Entzündung der Bartholinschen Drüsen 63
  Bartholinsche Zyste 63
  Was können Sie tun? 64
  Bartholinscher Abszeß (»Pseudo-Abszeß«) 64
  Was können Sie tun? 64
Feigwarzen (Condylomata acuminata) 65
  Was können Sie tun? 66
Warum Vorsorge so wichtig ist 67

Natürliche Heilmethoden 68

Homöopathie 68
  Wie finden Sie zum richtigen Mittel? 70
  Anwendung und Dosierung 71
Die wichtigsten homöopathischen Mittel 72
  Homöopathische Mittel bei verspäteter erster Periode 85
Homöopathische Mischpräparate 87
Bach-Blütentherapie 88
Pflanzenheilkunde (Phytotherapie) 89
  Zubereitung und Anwendung 90
Die wichtigsten Heilpflanzen 92
  Teemischungen 99 · Aromatherapie 101
Akupunktur 102
Entspannungsmethoden 103
  Luna-Yoga 103 · Autogenes Training 104
Warum Ernährung so wichtig ist 104
  Ernährung bei hormonell bedingten Beschwerden 104
  Ernährung bei einer Pilzinfektion (Candida albicans) 106

Zum Nachschlagen 107

Bücher, die weiterhelfen 107
Adressen, die weiterhelfen 108
Beschwerdenregister 109
Sachregister 110

Ein Wort zuvor

Jede Frau hat irgendwann einmal Beschwerden im gynäkologischen Bereich, das heißt im Unterleib oder in den Brüsten. Häufig sind es Beschwerden, die mit dem Zyklus zu tun haben, manchmal auch Ausfluß oder unbekannte Schmerzen, die einen Besuch bei der Frauenärztin/dem Frauenarzt erforderlich machen. Diese(r) wird nach den Ursachen für die Beschwerden forschen und mit der Patientin besprechen, welche Behandlungsmethode am besten geeignet ist und – wenn möglich – ihr am meisten entspricht.

In ähnlicher Weise möchte ich Sie mit diesem Ratgeber begleiten, indem ich Ihnen die Ursachen für die häufigsten Frauenbeschwerden und -krankheiten vorstelle sowie natürliche Behandlungsmethoden, zum Beispiel Phytotherapie (Pflanzenheilkunde) und Homöopathie, mit denen Sie manche Beschwerden selbst behandeln können. Wo dies nicht möglich ist, nenne ich Ihnen die jeweils möglichen Behandlungsalternativen, die dem Frauenarzt zur Verfügung stehen.

Zusammenhänge verstehen Am besten lesen Sie diesen Ratgeber zunächst in Ruhe durch – so erhalten Sie am ehesten ein Verständnis für die engen Zusammenhänge zwischen Körper und Seele, die gerade im Bereich der Frauenbeschwerden eine wichtige Rolle spielen. Sie können aber auch gleich über eine von Ihrem Frauenarzt erstellte Diagnose nachlesen, indem Sie im Beschwerdenregister (→ Seite 109) das entsprechende Stichwort – zum Beispiel »Zyste« – suchen oder im Inhaltsverzeichnis (→ Seite 3) unter den dort aufgeführten Beschwerden nachschauen.

Wichtig! Dieser Ratgeber kann Ihren Frauenarzt jedoch nicht ersetzen. Bei Beschwerden im gynäkologischen Bereich sollten Sie zunächst grundsätzlich den Arzt aufsuchen, der die Ursachen für die Beschwerden erkennt und die Diagnose stellt. Nur so ist gewährleistet, daß Sie durch eine falsch gestellte Eigendiagnose nichts Ernsteres übersehen. Erst danach können Sie sich im Gespräch mit dem Arzt über die bestmögliche Behandlungsmethode beraten beziehungsweise nach Rücksprache mit ihm eine natürliche Behandlungsmethode anwenden, die vor allem bei leichteren Beschwerden häufig völlig ausreicht. Sollten die Beschwerden allerdings trotz Selbstbehandlung nicht besser werden oder bald darauf erneut auftreten, müssen Sie auf jeden Fall Ihren Arzt aufsuchen.

Dr. med. Avril Schneider

Körper und Seele gehören zusammen

Beschwerden und Krankheiten sind nicht einfach körperliche »Ereignisse«, die uns scheinbar zufällig widerfahren. Sie haben vielmehr mit unserer »ganzen Person« zu tun – mit unserer Lebenssituation ebenso wie mit unserer »Biographie« – und sind eng mit unserer seelischen Befindlichkeit verbunden, die Entstehung, Ausbruch und Verlauf wesentlich beeinflußt. Deshalb werden Sie bei manchen Beschwerdebildern auch auf den Hinweis stoßen, nach möglicherweise tieferliegenden Ursachen für Ihre Beschwerden zu forschen und sich zu fragen: »Warum habe ich diese Beschwerden zu diesem Zeitpunkt in meinem Leben?«

Tief in unserem Inneren verfügen wir über das Wissen um unseren Körper. Wir müssen nur lernen, auf ihn zu hören und zu verstehen, was er uns sagen will. Indem wir erkennen, warum bestimmte Beschwerden an einer bestimmten Stelle unseres Körpers erscheinen, indem wir uns also die wahren Ursachen für unsere Beschwerden bewußt machen, sind wir fähig, sie zu verändern, zu heilen. Wir sollten darauf vertrauen, daß wir alle die Fähigkeit besitzen, uns selbst zu heilen.

Auf den Körper hören

Vor allem Frauen wissen meist intuitiv, woher ihre Beschwerden kommen, doch viele von uns trauen sich einfach noch nicht, dies zu glauben, und haben sich daran gewöhnt, die Verantwortung an den Arzt oder Heilpraktiker abzugeben. Indem wir uns klar werden, daß wir selbst die Verantwortung für unsere Gesundheit tragen, können wir auch selbst etwas dafür tun.

Krankheit – ein Lernprozeß

Den Ursachen nachgehen

Als ersten Schritt erlauben Sie sich einfach den Gedanken, daß eine Heilung Ihrer Beschwerden oder Ihrer Krankheit möglich ist. Fragen Sie sich, warum Sie zum Beispiel Beschwerden ausgerechnet in der Scheide haben. Was juckt mich denn da? Liegt es vielleicht daran, weil ich keinen Orgasmus bekomme? Habe ich Schuldgefühle, weil ich so schnell mit einem neuen Partner geschlafen habe? Ist es vielleicht der Alltagsstreß, der mich so belastet, daß ich glaube, weder Zeit für meinen Partner noch für mich selbst zu haben? Setze ich mich selbst dadurch unter Druck, daß ich alles gleichermaßen »gut« und »richtig« machen will?

Die Tür zum Unterbewußtsein öffnen

Nehmen Sie sich Zeit, in sich hineinzuhorchen und mögliche innere und äußere Zusammenhänge zu erkennen, um eine wirkliche Heilung möglich zu machen. Sobald Sie wissen, warum Sie diese Beschwerden haben, werden Sie die vorgeschlagenen Behandlungsmethoden »nur noch« zur Unterstützung brauchen, um die Selbstheilungskraft Ihres Körper anzuregen. Wenn Sie nach den Ursachen für Ihre Beschwerden forschen und keinen Anhaltspunkt finden, der Ihnen weiterhilft, probieren Sie doch einfach einmal einen kleinen Trick aus: Stellen Sie sich vor, daß es im Gehirn eine Verbindungstür zwischen Ihrem Bewußtsein und Ihrem Unterbewußtsein gibt. Machen Sie diese Tür in Ihren Gedanken auf. Schicken Sie Ihre Frage: »Warum habe ich ausgerechnet diese Beschwerden an dieser Stelle zu diesem Zeitpunkt in meinem Leben?« durch diese Tür ins Unterbewußtsein und schließen Sie die Tür dann wieder. Seien Sie gewiß, daß Ihr Gehirn mit der Frage umgehen wird. Nun brauchen Sie sich keine weiteren Gedanken mehr darüber zu machen, sondern nur darauf zu vertrauen, daß Sie die Antwort innerhalb eines bestimmten Zeitraumes, zum Beispiel einer Woche, wissen. Das Gehirn wird die Antwort für Sie in Ihrem Unterbewußten suchen und finden, und sie wird irgendwann – wahrscheinlich als ein »Aha-Erlebnis« – in Ihrem Bewußtsein auftauchen.

Krankheit als Mittel zum Lernen

Wenn wir uns die Zeit nehmen, genau hinzuhorchen und nachzudenken, können wir durch Beschwerden oder eine Krankheit viel über uns selbst lernen. Indem wir etwas über uns lernen, wird sich auch unsere Lebensweise entsprechend verändern – und wir werden diese Krankheit nicht mehr bekommen, denn sie hat als Mittel zum Lernen ausgedient.

Der Arzt Ihres Vertrauens

Wenn wir die Bedeutung von Gesundheit und Krankheit in dieser Weise ganzheitlich betrachten, betrifft dies auch die Wahl des Menschen, der Sie dabei unterstützen kann – Ihre Frauenärztin beziehungsweise Ihr Frauenarzt.

Viele Frauen gehen lieber zu einer Frauenärztin als zum Frauenarzt, zum einen, weil es ihnen leichter fällt, wenn Untersuchungen ihres intimsten Bereichs von einer Frau durchgeführt werden, zum anderen, weil sie sich von einer Frau gefühlsmäßig besser verstanden fühlen als von einem Mann. Wie Umfragen gezeigt haben, muß dies jedoch durchaus nicht der Fall sein. Wichtigstes Kriterium für die/den »richtigen« Ärztin/Arzt ist, daß Sie ihr/ihm vertrauen können und daß Sie sich gut »aufgehoben« fühlen. Damit dieses Vertrauen entstehen kann, müssen Sie sich zunächst darüber klar werden, was Sie von Ihrer Frauenärztin/Ihrem Frauenarzt erwarten:

So finden Sie »Ihren« Arzt

● Ist ihr/ihm an einer Zusammenarbeit mit Ihnen gelegen, das heißt, akzeptiert sie/er die Verantwortung, die jeder Mensch für seine eigene Gesundheit trägt? Erwartet sie/er Ihre aktive Mitarbeit?

● Ist sie/er bereit, sich bei den ihr/ihm zur Verfügung stehenden Diagnose- und Behandlungsmöglichkeiten nach Ihrer »ganzen Person« zu richten?

● Nimmt sie/er sich genügend Zeit für Sie?

● Fragt sie/er nicht nur nach den körperlichen Beschwerden, sondern auch nach Ihrem seelischen Befinden?

Seien Sie anspruchs- voll

● Bespricht sie/er mit Ihnen, warum und welche Untersuchung(en) und/oder weitere Diagnoseschritte notwendig sind?

● Erklärt sie/er Ihnen die Krankheit/Beschwerde und ihre Ursache genau?

● Ist sie/er nach Abwägung aller Behandlungsmethoden offen für alternative Therapien?

Wenn Ihre Ärztin/Ihr Arzt diese Voraussetzungen erfüllt, sind Sie bereits in guten Händen. Wenn Sie in Ihrer Umgebung keine(n) Ärztin/Arzt kennen, der/dem Sie in dieser Weise vertrauen, können Sie sich an eine der auf Seite 108 genannten Institutionen wenden, die Ihnen beim Auffinden einer Ärztin/eines Arztes Ihres Vertrauens in Ihrer näheren Umgebung behilflich sind.

Anatomie und Zyklus

Damit Sie verstehen, wie es zu Frauenbeschwerden kommt, möchte ich Ihnen die weibliche Anatomie und die körperlichen Vorgänge während des monatlichen Zyklus kurz erläutern.

Die weiblichen Geschlechtsorgane

Gebärmutter Die birnenförmige Gebärmutter (Uterus) – sie hat eine Länge von sechs bis neun Zentimetern und wiegt etwa 50 Gramm – liegt unterhalb des Nabels im kleinen Becken zwischen Mastdarm und Harnblase und wird von starken Bändern gehalten, die im Skelett verankert sind (Grafik → Seite 12). Sie besteht aus ein bis zwei Zentimeter dickem elastischen Muskelgewebe, das es ihr ermöglicht, sich während einer Schwangerschaft bis auf das 1500fache zu vergrößern und bis weit in den Bauchraum hinein auszudehnen. Die Innenwände der Gebärmutter sind mit einer Schleimhaut ausgekleidet, die jeden Monat neu gebildet wird und nach einer eventuellen Befruchtung der befruchteten Eizelle als Nährboden dient (→ Seite 11).

Am oberen Ende der Gebärmutter befinden sich links und rechts die knapp vier Zentimeter großen mandelförmigen Eierstöcke (Ovarien), die über die etwa acht Zentimeter langen, an **Eierstöcke** ihrem Ende trichterförmigen Eileiter (Tuben) mit ihr verbunden **Eileiter** sind (Grafik → Seite 13). In den Eierstöcken reifen die weiblichen Keimzellen heran, und hier werden die weiblichen Hormone gebildet (→ Seite 11). Nach unten hin verengt sich die Gebärmutter in den inneren Muttermund, um dann in den etwa drei Zentimeter langen Gebärmutterhals (Cervix uteri) zu münden, an dessen Ende sich der äußere Muttermund (Portio vaginalis) befindet. Er bildet die innere Begrenzung der acht bis elf Zentimeter langen, schlauchförmigen Scheide (Vagina), die in den Scheideneingang (Introitus) mündet. Sie besteht aus Muskelgewebe und ist die Verbindung zwischen den inneren und äußeren Geschlechtsorganen. Bei jungen Mädchen, die noch keinen Geschlechtsverkehr gehabt haben, ist der Scheideneingang von einem ringförmigen elastischen Häutchen umgeben, dem Jungfernhäutchen (Hymen), das die Öffnung verengt, nicht jedoch verschließt.

An den beiden Seiten zum Scheideneingang befinden sich die etwa erbsengroßen Bartholinschen Drüsen (→ Seite 63), die bei sexueller Erregung ein Sekret absondern; es erleichtert das Einführen des Penis in die Scheide. Der Scheideneingang selbst wird von den kleinen Schamlippen (Labien) bedeckt, die wiederum von den großen Schamlippen umgeben sind. Am Ende der Schamlippen und direkt unterhalb des Venushügels liegt gut geschützt das sexuell empfindsamste weibliche Organ, die Klitoris (Kitzler), ein mit Haut bedeckter Schwellkörper, der sich bei sexueller Erregung mit Blut füllt und somit vergrößert.

Zu den äußeren weiblichen Geschlechtsorganen zählt auch die Brust (Mamma); sie besteht aus Milchdrüsen und Fettgewebe, das von zahlreichen Lymphgefäßen sowie vielen Milchgängen durchzogen ist. Größe und Beschaffenheit der Brust sind abhängig von Alter und jeweiliger Lebenssituation; vor allem vor und während der Periode, während Schwangerschaft und Stillzeit sowie später in den Wechseljahren kann es hormonbedingt zu einer Veränderung des Gewebes kommen (→ Seite 23), das heißt, die Brust kann kleiner oder größer, fester oder weicher werden.

Brust

Der monatliche Zyklus

Jeden Monat, noch während der Periode, wird die Hirnanhangsdrüse (Hypophyse) vom Zwischenhirn (Hypothalamus) zur Produktion des follikelstimulierenden Hormons (FSH) angeregt. Das FSH bewirkt, daß in einem der beiden Eierstöcke eine Eizelle reift; sie wird von einer Eihülle aus Follikelzellen geschützt, kurz Follikel genannt. Während die Eizelle heranreift, produzieren die Follikelzellen das weibliche Hormon Östrogen, das bewirkt, daß die Gebärmutterschleimhaut sich aufzubauen beginnt.

FSH

Östrogen

13 Tage nach Beginn der Periode ist der Östrogengehalt im Blut so hoch, daß es zu einem Rückkopplungseffekt zum Hypothalamus (Zwischenhirn) kommt, der jetzt die Hirnanhangsdrüse zur Produktion eines zweiten Hormons anregt – des LH (Luteinisierendes Hormon). Dieses Hormon bewirkt, daß um den 14. Tag des Zyklus (der erste Tag ist der erste Tag der Blutung) das Eibläschen im Eierstock aufspringt und die Eizelle in die Bauchhöhle freigesetzt wird – der Eisprung findet

LH

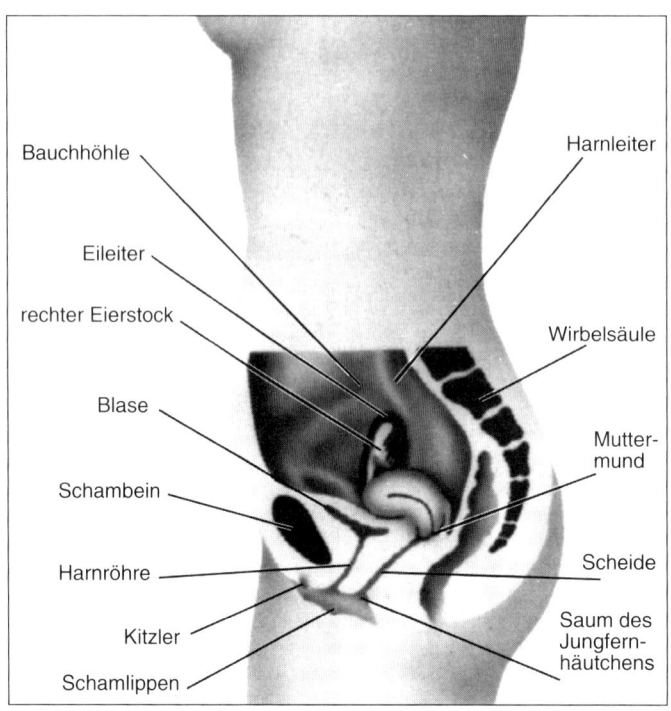

Bauchhöhle

Harnleiter

Eileiter

rechter Eierstock

Wirbelsäule

Blase

Muttermund

Schambein

Harnröhre

Scheide

*Die inneren
und äußeren
Geschlechts-
organe der Frau*

Kitzler

Saum des
Jungfern-
häutchens

Schamlippen

statt. Das zurückgebliebene Eibläschen färbt sich gelb und produziert nun das Gelbkörperhormon (Progesteron) sowie weiterhin geringfügig Östrogen. Das Progesteron bereitet den Körper auf eine mögliche Schwangerschaft vor: Die Gebärmuttermuskeln entspannen sich, die Körpertemperatur erhöht sich leicht und die Gebärmutterschleimhaut verdickt sich zunehmend mehr; auch ihre Struktur verändert sich.

**Gelbkörper-
hormon**

Nach dem Eisprung wird die Eizelle von dem fingerähnlichen Trichter am Ende des jeweiligen Eileiters angesaugt und mit Hilfe von Flimmerhärchen durch den Eileiter in Richtung der Gebärmutter transportiert. Während dieser Reise ist sie für wenige Stunden befruchtungsfähig. Findet eine Befruchtung statt, nistet sich die inzwischen gewachsene Eizelle etwa vier Tage später in der darauf vorbereiteten Gebärmutterschleimhaut ein. Findet keine Befruchtung statt, schrumpft die Eizelle im Lauf der nächsten zehn Tage immer mehr zusammen, bis sie schließlich verschwindet. Der Östrogen- und Gelbkörperhormonspiegel im Blut fällt ab, die Rückkopplung zum Gehirn wird aufgehoben und die FSH-Produktion durch die Hirnanhangsdrüse nimmt wieder zu. Ohne Östrogen und Gelbkörperhormon aber wird die Blutversorgung der Gebärmutterschleimhaut unterbrochen; sie beginnt sich von der Gebärmutterwand zu lösen und wird abgestoßen – die Periode setzt ein, ein neuer Zyklus beginnt.

Monatsblutung

Die wichtige Rolle der Hormone
Dieser sich jeden Monat regelmäßig wiederholende Vorgang von Eireifung, Eisprung und Menstruation – beziehungsweise Schwangerschaft – wird möglich durch das äußerst komplizierte und genau aufeinander abgestimmte Zusammenspiel

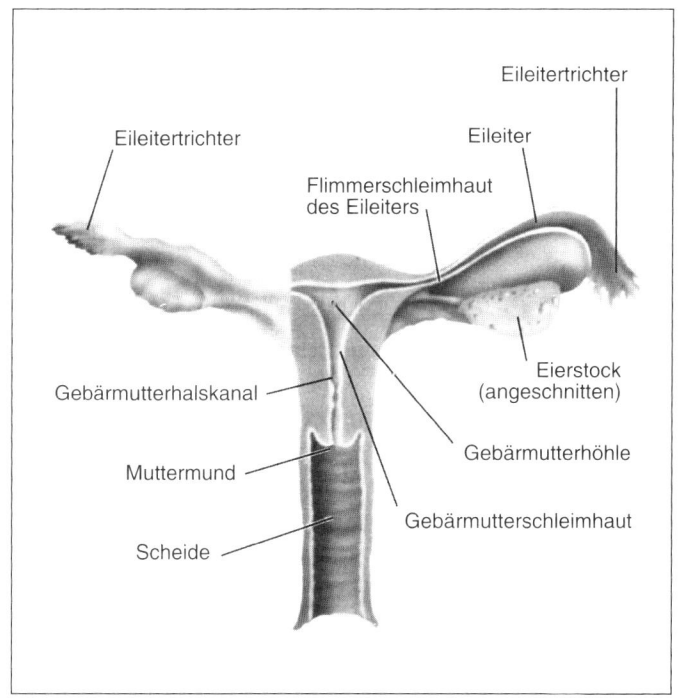

Eileitertrichter

Eileitertrichter

Eileiter

Flimmerschleimhaut des Eileiters

Gebärmutterhalskanal

Eierstock (angeschnitten)

Muttermund

Gebärmutterhöhle

Scheide

Gebärmutterschleimhaut

Gebärmutter mit Eierstöcken und Eileitern

**Hormone =
Botenstoffe**

der Hormone. Hormone sind chemische Substanzen, die von verschiedenen Drüsen im Körper gebildet und über die Blutbahnen als »Botenstoffe« an sämtlichen Funktionen im Körper beteiligt sind.

Die für die Hormonbildung wichtigste Drüse ist die Hirnanhangsdrüse (Hypophyse), die wiederum vom Zwischenhirn (Hypothalamus) gesteuert wird. Das Zwischenhirn aber ist jener Teil des Gehirns, über den unsere Gedanken, Empfindungen und Gefühle direkt mit unserem Körper verbunden sind. Das erklärt, warum unsere seelische Verfassung, die unmittelbar über die »Schaltzentrale« Zwischenhirn und damit über die Hormone an den Körper »weitergeleitet« wird, einen so erheblichen Anteil an unserer körperlichen Verfassung hat, warum das körperliche Gleichgewicht zu einem großen Teil davon abhängt, wie wir uns fühlen. Streß, Trauer, Gelassenheit, Angst, Freude, Ausgeglichenheit, Wut, Erregung oder Glück – dies alles trägt dazu bei, ob wir gesund oder krank werden.

**»Schalt-
zentrale«
Zwischenhirn**

Zykluslänge, -dauer, -stärke

Als Zykluslänge bezeichnet man den Zeitraum vom ersten Tag einer Periode bis zum ersten Tag der nächsten Periode, wobei Zykluslängen von 24 bis 33 Tagen als »normal« gelten. Die meisten Frauen bekommen ihre Periode alle 26 bis 31 Tage; es gibt nur wenige Frauen mit einem Zyklus von genau 28 Tagen, und noch weniger, bei denen die Periode jeden Monat im gleichen Rhythmus erfolgt. Bei den meisten Frauen also verschiebt sich die Zykluslänge um zwei Tage nach vorn oder nach hinten. Blutungen, die außerhalb der Monatsblutungen auftreten, werden als Zwischenblutung bezeichnet (→ Seite 37).

**Bei wenigen
Frauen
pünktlich**

Die Periode dauert durchschnittlich zwischen drei und sieben Tagen und beginnt entweder gleich mit einer starken Blutung, oder sie kündigt sich ein oder zwei Tage vorher mit einer leichten Schmierblutung an, die erst allmählich stärker wird. Am Ende der Periode kann die Blutung entweder sehr plötzlich aufhören, oder sie kann allmählich nachlassen und noch über ein oder zwei Tage »nachkleckern«. Selten, aber ebenfalls normal ist es, wenn die Blutung vorzeitig abrupt aufhört, um ein bis zwei Tage später erneut einzusetzen.

Die Stärke der Blutung kann sehr unterschiedlich sein; sie kann sich von Monat zu Monat, aber auch in den verschiedenen Lebensabschnitten immer wieder verändern. Um Ihnen eine ungefähre Vorstellung von normaler Blutungsstärke zu geben: Die meisten Frauen benötigen zwischen dem zweiten und vierten Tag der Periode alle drei bis vier Stunden ein neues Tampon oder eine neue Binde. Bei manchen Frauen ist die Blutung so stark, daß sie nachts sowohl ein Tampon als auch eine Binde brauchen, während andere Frauen nur Slipeinlagen oder kleine Tampons benötigen, die sie nicht öfter als dreimal täglich wechseln müssen.

Die Blutungsstärke ist verschieden

Bei einer sehr starken Blutung können auch dunkle Blutklumpen oder Teile der Gebärmutterschleimhaut mit dem Blut vermischt sein. Das ist ebenfalls normal und lediglich ein Hinweis darauf, daß die Blutmenge größer ist als die Wirkung des Enzyms in der Gebärmutterschleimhaut, das die Gerinnung des Menstrualbluts verhindert.

Beschwerden rund um den Zyklus

Prämenstruelles Syndrom (PMS)

Unter dem Begriff »PMS« wird eine Vielzahl von seelischen und körperlichen Beschwerden zusammengefaßt, die einige Tage vor Beginn der Periode auftreten. Seelische Beschwerden äußern sich vor allem in Müdigkeit, depressiver Verstimmung, Antriebslosigkeit, Gereiztheit und anderen Stimmungsveränderungen. Bei den körperlichen Beschwerden steht das Gefühl des Aufgedunsenseins vor allem von Bauch und Oberschenkeln im Vordergrund sowie eine unangenehme, oft einseitige Spannung in den Brüsten (→ Seite 23).

Seelische Beschwerden

Körperliche Beschwerden

Vor der Monatsblutung sind viele Frauen auch anfälliger für Krankheiten. Häufiger als sonst leiden sie an Hämorrhoiden, Herpes, Migräne, Hautausschlägen, Wasseransammlung in den Extremitäten, Problemen beim Wasserlassen, Rückenschmerzen, Schlaflosigkeit, Gelenkbeschwerden oder Sehstörungen. Auch der Appetit kann sich verändern – viele Frauen haben in diesen Tagen einen Heißhunger auf Süßes oder ein gesteigertes Bedürfnis nach Salz, manche vertragen jetzt keinen Alkohol.

Die meisten Frauen sind von einem oder mehreren dieser PMS-Beschwerden nur kurze Zeit betroffen, das heißt ein oder zwei Tage vor Beginn der Menstruation. Dies ist durchaus normal und wird durch ein kurzzeitiges Ungleichgewicht der Hormone Östrogen und Progesteron verursacht (→ Seite 11). Gelegentlich treten die Symptome auch zum Zeitpunkt des Eisprungs auf, um dann wieder zu verschwinden und erst kurz vor der Monatsblutung erneut zu erscheinen.

Ungleichgewicht der Hormone

Allerdings klagen zunehmend mehr Frauen bereits vom Zeitpunkt des Eisprungs an über PMS-Beschwerden; sie fühlen sich im Verlauf eines Zyklus 14 Tage und länger beeinträchtigt. Darüber hinaus leiden sie häufiger als andere Frauen an Schmerzen während der Periode (→ Seite 20).

Der hormonelle Regelkreis wird zu einem großen Teil über die Hirnanhangsdrüse von der Seele beeinflußt (→ Seite 13). Diese Tatsache erklärt, warum die PMS-typischen Beschwerden weitgehend von der jeweiligen seelischen Verfassung der betroffenen Frau ausgelöst oder verstärkt werden – durch berufliche Überlastung, Unzufriedenheit mit dem Partner oder dem Arbeitsplatz, Probleme mit den Kindern, Ablehnung der eige-

Wichtig: Die seelische Verfassung

16

nen Weiblichkeit oder einen Schock, etwa durch den Tod eines nahestehenden Menschen, eine Trennung oder Scheidung. Darüber hinaus gibt es eine Reihe von Faktoren, die ein hormonelles Ungleichgewicht begünstigen und damit PMS-Beschwerden auslösen können:

Weitere Ursachen

- Ungesunde Ernährung mit Vitamin- und Mineralstoffmangel
- Übergewicht (Östrogene werden auch im Fettgewebe gebildet!)
- Absetzen der Pille
- Geburt eines Kindes
- Schwangerschaftsabbruch
- Sterilisation (Eileiterunterbindung)

Was können Sie tun?

Den Grund für die Beschwerden erforschen

Wenn Sie in den Tagen vor der Menstruation immer wieder an PMS-typischen Beschwerden leiden, akzeptieren Sie diese zunächst erst einmal, denn es gibt einen Grund für die Beschwerden. Diesen Grund müssen Sie erforschen, wenn Sie die wirkliche Ursache aufdecken wollen (→ Seite 7).

Den eigenen Bedürfnissen folgen: Wenn Sie etwa in dieser Zeit das Bedürfnis nach mehr Ruhe haben und sich zurückziehen möchten, tun Sie es – selbst wenn Sie meinen, die täglichen Pflichten ließen eine solche Ruhepause nicht zu. Viele Frauen haben sich so sehr an die Rolle der »perfekten Frau« gewöhnt, die Partner, Kinder, Beruf und Haushalt »unter einen Hut bringt«, daß sie diese Rolle gar nicht mehr in Frage stellen und darüber ihre eigenen Bedürfnisse vernachlässigen.

Den Anspruch der »perfekten« Frau aufgeben

Ein weiterer Grund für die Überlastung mancher Frauen liegt sicher auch darin, daß sie versuchen, im täglichen Berufsleben mehr als nötig »ihren Mann zu stehen« und dabei zu kurz kommen. Viele haben Angst, daß die anderen, dabei vor allem die männlichen Kollegen, aber auch die erfolgreichen »Karrierefrauen« (die so etwas nie zugeben würden), sie ihrer »Schwäche« wegen kritisieren könnten. Überlegen Sie sich, warum Sie Ihren eigenen Bedürfnissen nicht nachgeben, auch wenn Ihr Körper Ihnen mit seinen Beschwerden signalisiert, daß er Ruhe braucht.
Dabei spielt auch das Vorbild, das uns in der Kindheit von der Mutter vorgelebt wurde, eine wichtige Rolle: Wer erlebt hat,

17

wie die Mutter ihre eigenen Bedürfnisse immer zurückgestellt hat und vor allem für die Familie da war, erwartet wahrscheinlich dasselbe von sich selbst. Letztlich können wir unserer Familie und unserem Beruf aber viel mehr geben, wenn wir gesund sind und uns wohlfühlen! Deshalb sind Schuldgefühle, die sich mitunter einstellen, wenn wir uns Zeit für uns selbst nehmen, gerade in dieser Zeit völlig fehl am Platz.

Nehmen Sie sich die Zeit!

Entspannung: Bei den täglichen Anforderungen fällt es den meisten Frauen schwer, sich diese Ruhepause in der Phase vor der Periode zuzugestehen. Autogenes Training (→ Seite 104), Meditation und Atemtherapie sind sehr gute Hilfen, um Streß abzubauen und neue Kräfte zu sammeln. Auch Yoga ist eine ausgezeichnete Entspannungsmethode, die Atemtherapie, Meditation und körperliches Training zugleich ist. Sehr zu empfehlen ist Luna-Yoga (→ Seite 103).

Ernährung: Wie wir uns ernähren, hat weitreichenden Einfluß auf unser Hormonsystem (→ Seite 104), und viele PMS-Beschwerden können durch eine vollwertige, ausgewogene Ernährung vermieden oder zumindest gelindert werden.

Bewegung: Die meisten von uns sitzen viel zu viel. Bewegung ist aber nicht nur wichtig, um den Körper gesund zu erhalten, Rückenschmerzen vorzubeugen und mögliches Übergewicht abzubauen (bei übergewichtigen Frauen kommt es vor der Periode häufig zu unangenehmen Wasseransammlungen in Armen und Beinen), sondern sie hilft auch bei der Überwindung von Stimmungstiefs. Wenn Sie regelmäßig zwei- bis dreimal pro Woche schwimmen, radfahren, tanzen oder laufen und die Pulsfrequenz dabei für 20 Minuten auf über 120 Schläge pro Minute ansteigt, erhöht sich durch die körperliche Anstrengung auch der Anteil der Endorphine im Blut. Diese körpereigenen Hormone erzeugen ein allgemeines Wohlgefühl, was gerade in der Phase vor der Periode bei der Vertreibung von »dunklen Wolken« sehr hilfreich ist. Zwingen Sie sich aber bitte kein Bewegungsprogramm auf, das es zu »absolvieren« gilt, sondern suchen Sie sich eine körperliche Betätigung aus, die Ihnen Spaß macht und die Sie mit allen Sinnen bewußt erleben.

Wichtig: Bewegung, die Spaß macht

Licht: Wissenschaftlich erwiesen ist, daß vor allem in der dunklen Jahreszeit der Mangel an natürlichem Licht bei vielen Menschen depressive Verstimmungen auslösen oder verstärken kann. Eine »Lichtbehandlung«, bei der Sie sich täglich

18

morgens oder abends je zwei Stunden hellem natürlichen Licht aussetzen, kann gegen Stimmungstiefs helfen. Im Winter können Sie denselben Effekt mit Hilfe einer 10 000-Lux-Birne erzielen.

Homöopathie: Bei PMS-Beschwerden, die zu einem großen Teil psychosomatisch bedingt sind (gr. psyche = Seele, soma = Körper), kann eine konstitutionelle homöopathische Therapie tiefgreifende Hilfe bringen, da in der Homöopathie sowohl die individuellen körperlichen Symptome als auch der jeweilige seelische Zustand der Patientin berücksichtigt werden (→ Seite 72). Diese Therapie kann allerdings nur von einem erfahrenen Homöopathen durchgeführt werden. Mit Hilfe der »kleinen« Mittel (→ Seite 72) können Sie jedoch spezifische PMS-Beschwerden durchaus selbst behandeln. In Frage kommen: Aristolochia D6 (Seite 73), Bryonia D6 (Seite 74), Calcium fluoratum D6 (Seite 75), Chamomilla D6 (Seite 75), Lac caninum D6 (Seite 78), Lycopodium D12 (Seite 78), Magnesium phosphoricum D6 (Seite 79), Natrium muriaticum D12 (Seite 80), Nux vomica D12 (Seite 80), Phytolacca D6 (Seite 81), Viburnum opulus D6 (Seite 85), Cyklamen Pentarkan® (Seite 87), Mastodynon® (Seite 87).

Diese Homöopathika können helfen

Hormonbehandlung: Obwohl meist ein Ungleichgewicht der Hormone Östrogen und Progesteron (→ Seite 11) zu PMS-Beschwerden führt, bringt eine Hormongabe mit synthetischem Progesteron (Gestagen) normalerweise keine Besserung der Beschwerden, sondern es kommt im Gegenteil häufig zu Wassereinlagerung in den Beinen, Kopfschmerzen und Gewichtszunahme. Anders verhält es sich mit natürlichem Progesteron, das in Deutschland als Hautgel auf dem Markt ist, aber nur bei PMS-bedingten Brustschmerzen lokal eingesetzt wird (→ Seite 24).

Diese Heilpflanzen können helfen

Phytotherapie: Anstelle einer Hormonbehandlung rate ich zu Mönchspfeffer (Seite 97) als sanfter Alternative. Darüber hinaus gibt es weitere Pflanzen, die bei PMS-Beschwerden angezeigt sind: Baldrian (Seite 93), Beifuß (Seite 93), Borretsch (Seite 93), Brennessel (Seite 93), Eberraute (Seite 93), Frauenmantel (Seite 94), Frauenminze (Seite 94), Goldkreuzkraut (Seite 94), Holmkraut (Seite 94), Heloniuswurzel (Seite 94), Herzgespann (Seite 95), Hirtentäschel (Seite 95), Hopfen (Seite 95), Johanniskraut (Seite 95), Johanniskrautöl (Seite 95), Wolfstrappkraut (Seite 99), Teemischung 3 (Seite 100), Teemischung 5 (Seite 100).

Schmerzhafte Periode (Dysmenorrhoe)

Während manchen Frauen »die Tage« nichts ausmachen oder sie sogar froh sind, daß mit Einsetzen der Periode die unangenehmen PMS-Beschwerden verschwinden, gibt es eine Vielzahl von Frauen, deren Menstruation vor allem am ersten Tag so schmerzhaft ist, daß sie im Bett bleiben müssen.
Bei einer schmerzhaften Periode unterscheidet man zwischen der – seltenen – primär schmerzhaften Periode junger Mädchen und der sekundär schmerzhaften Periode, von der ebenfalls vor allem Mädchen und junge Frauen betroffen sind.

Primär schmerzhafte Periode

Klagt ein junges Mädchen von der ersten Menstruation (Menarche) an über Schmerzen, die mit jeder weiteren Periode zunehmen, könnte der Grund in einer Fehlbildung der Gebärmutter liegen, wodurch verhindert wird, daß das Periodenblut abfließen kann – es staut sich also in der Gebärmutter. Eine solche Fehlbildung läßt sich nur durch einen operativen Eingriff beheben, bei dem ein Abfluß nach unten geschaffen wird. Danach hören die Schmerzen sofort auf.

Gebärmutter-fehlbildung

Sekundär schmerzhafte Periode

Bei einer sekundären Dysmenorrhoe beginnen die Schmerzen meistens zwei bis drei Jahre nach der ersten Periode und dauern häufig so lange an, bis die Frau die Pille nimmt oder schwanger wird; das bedeutet, daß die meisten Frauen mit Periodenschmerzen zwischen 17 und 25 Jahre alt sind. Treten die Schmerzen dagegen erst später auf, liegt ihnen häufig eine andere Ursache zugrunde, zum Beispiel Zyklen, in denen kein Eisprung stattfindet (anovulatorische Zyklen, → Seite 35).
Meist beginnen die Beschwerden kurz vor oder mit Einsetzen der Periode; sie äußern sich als ziehende oder krampfartige Schmerzen im gesamten Unterleib, die gelegentlich in den Rücken ausstrahlen, oder umgekehrt im Rücken beginnen und beidseitig nach vorne und bis in die Oberschenkel ausstrahlen. Bei einigen Frauen kommt es zu Erbrechen und Kreislaufbeschwerden, häufig tritt auch Durchfall auf.
Die Ursache für die Schmerzen liegt wie bei PMS (→ Seite 16) in einem Ungleichgewicht der Hormone Östrogen und Proge-

Vor allem bei Mädchen und jungen Frauen

steron (→ Seite 11), wodurch die im Gebärmuttermuskel enthaltenen Prostaglandine zu vermehrter Produktion angeregt werden. Prostaglandine sind chemische Substanzen, die bewirken, daß sich die Gebärmutter ähnlich wie bei den Geburtswehen zusammenzieht. Ein solches Hormonungleichgewicht kommt vor allem bei jungen Mädchen vor, deren hormoneller Regelkreis noch nicht eingespielt ist.

Der zweite und weit häufigere Grund ist eine starke seelische oder körperliche Belastung, da die Hormone in hohem Maß über den Hypothalamus durch die Seele beeinflußt werden (→ Seite 13). Auch eine Endometriose kann zu schmerzhaften Regelblutungen führen (→ Seite 52).

Körperliche und seelische Belastung

Was können Sie tun?

Entspannung: Häufig genügt es schon, wenn Sie sich zurückziehen und mit einer Wärmflasche auf dem Unterleib eine Weile hinlegen (sehr hilfreich ist auch ein Heublumensack aus der Apotheke; Anwendung siehe Packungsbeilage). Probieren Sie dabei unterschiedliche Lagen aus, indem Sie zum Beispiel die Knie anziehen oder sich auf die Seite legen. Wenn Sie sich nicht hinlegen können, entlasten Sie Ihren Bauch im Sitzen und lehnen Sie sich entspannt zurück. Manchen Frauen tut auch ein warmes Bad gut, andere wieder finden, daß ein Orgasmus ihre Schmerzen lindert.

Darüber hinaus helfen zwei einfache, aber sehr wirkungsvolle Übungen, Bauch und Beckenboden zu entspannen:

Die Bauchmuskeln entspannen

● Die erste Übung hilft, die Bauchmuskeln zu entspannen. Wenn Sie merken, daß die Periodenschmerzen beginnen, setzen Sie sich entspannt, aber möglichst gerade auf einen bequemen Stuhl oder legen Sie sich entspannt so hin, wie es Ihnen angenehm ist. Legen Sie Ihre Hand auf den Unterleib und atmen Sie sehr langsam und tief ein. Zählen Sie beim Einatmen bis sieben und stellen Sie sich vor, wie Energie durch Ihre Nase in die Lunge und durch die Blutbahn in den Unterleib fließt. Atmen Sie nun sehr langsam aus, indem Sie wieder bis sieben zählen. Dabei stellen Sie sich vor, daß mit jedem Atemzug alle Abfallprodukte aus dem Körper geschafft werden.

● Die zweite Übung hilft, den Beckenboden zu entspannen. Atmen Sie mehrere Male tief ein und aus. Dann ziehen Sie beim Einatmen den Beckenboden nach oben, als ob Sie

Den Beckenboden entspannen

versuchen würden, beim Wasserlassen den Urin anzuhalten. Während Sie ausatmen, lassen Sie wieder locker; stellen Sie sich dabei vor, daß das Blut jetzt ganz leicht abfließen kann.

Autogenes Training: Mit dem Autogenen Training, das leicht zu erlernen ist und das Sie überall anwenden können – im Büro, zu Hause oder auch unterwegs – steht Ihnen eine ebenso einfache wie wirkungsvolle Entspannungsmethode zur Linderung von Periodenschmerzen zur Verfügung (→ Seite 104).

Medikamente: Wenn Sie keine Zeit für eine Entspannungsübung haben und die Periodenschmerzen nur am ersten Tag und nicht länger als etwa vier Stunden andauern, hilft Ihnen ein Paracetamol-Schmerzmittel. Aspirin sollten Sie allerdings nicht nehmen, da dieses Medikament die Blutgerinnung hemmt und so den Blutverlust steigert. Darüber hinaus gibt es Medikamente, die die Bildung der krampfauslösenden Prostaglandine hemmen, also krampflösend wirken, zum Beispiel Dysmenol®; allgemein krampflösend wirkt auch Buscopan®, das häufig als Zäpfchen gegeben wird (beide Medikamente rezeptfrei aus der Apotheke; Dosierung siehe Packungsbeilage).

Diese Homöopathika können helfen

Homöopathie: Bei Periodenschmerzen können Sie sehr gut die »kleinen« homöopathischen Mittel (→ Seite 72) einsetzen; in Frage kommen: Aristolochia D6 (Seite 73), Belladonna D6 (Seite 74), Chamomilla D6 (Seite 75), Cimicifuga D6 (Seite 76), Ignatia D6 (Seite 77), Magnesium phosphoricum D6 (Seite 79), Veratrum album D6 (Seite 85), Viburnum opulus D6 (Seite 85), Cyklamen Pentarkan®, Dysmenorrhoe Gastreu R 75®, Magnesium-Phosphoricum Pentarkan®, Viburnum Pentarkan®, Hypericum Oligoplex®, Viscum Album Oligoplex®, Mastodynon® (alle Seite 87)

Diese Heilpflanzen können helfen

Phytotherapie: Eine Reihe von Kräutertees und andere Pflanzenpräparate sind durch ihre entspannende und damit entkrampfende Wirkung bei Periodenschmerzen ebenfalls sehr gut geeignet. Dazu zählen: Baldrian (Seite 93), Borretsch (Seite 93), Frauenmantel (Seite 94), Frauenminze (Seite 94), Gänsefingerkraut (Seite 94), Löwenzahnwurzel (Seite 97), Mönchspfeffer (Seite 97), Gemeiner Schneeball (Seite 98), Schwarze Schlangenwurzel (Seite 98), Teemischung 1 (Seite 99), Teemischung 2 (Seite 99), Teemischung 7 (Seite 100).

Schmerzhafte Periode nach einer Operation

Einige Frauen, bei denen aufgrund eines auffälligen Krebs-abstrichs eine kegelförmige Gewebeprobe am Gebärmut-terhals entnommen wurde (Konisation), klagen nach der Operation über vermehrte Periodenschmerzen. Diese Beschwerden entstehen häufig durch eine Vernarbung des Muttermunds. Die beste Hilfe ist hier eine Neuraltherapie, die aber nur von einem Fachmann durchgeführt werden kann (Adressen, die weiterhelfen, → Seite 108).

Narben-schmerzen

Schmerzhafte Periode durch die Spirale

Wenn Sie eine Spirale zur Empfängnisverhütung tragen, kann es sein, daß Ihre Perioden plötzlich schmerzhaft werden. Dann sollten Sie auf jeden Fall Ihren Frauenarzt aufsuchen und die Lage der Spirale kontrollieren lassen. Liegt die Spirale richtig, dürfte sie eigentlich keine zusätzlichen Schmerzen ver-ursachen. Ist die Spirale verrutscht und liegt in der Nähe des inneren Muttermundes, werden dadurch krampfartige Schmerzen ausgelöst. Hier hilft nur, sie vom Frauenarzt ent-fernen und eine neue Spirale einsetzen zu lassen.

Wichtig: Der Arztbesuch

Auch wenn die Spirale richtig liegt, kann es durch den lokalen Reiz auf die Gebärmutterschleimhaut zu einem unregelmäßi-gen Auf- und Abbau der Schleimhaut (→ Seite 11) und/oder zu einer Entzündung kommen, wodurch Zwischenblutungen (→ Seite 37) ausgelöst werden können. Besprechen Sie mit Ihrem Frauenarzt, ob in diesem Fall eine andere Verhütungs-methode vielleicht besser für Sie geeignet ist.

Brustschmerzen vor und während der Periode

Kurz vor und während der Periode auftretende Beschwerden durch unangenehm spannende oder schmerzende Brüste, entweder einseitig oder beidseitig, sind hormonell bedingt und vor allem mit zunehmendem Alter normal. Treten sie mehr als eine Woche vor der Regel auf, liegt die Ursache in einem Ungleichgewicht der Hormone Östrogen und Progesteron (→ Seite 11), das häufig durch große körperliche und/oder seelische Belastung ausgelöst wird. Sie merken dann vielleicht

Hormonelles Ungleich-gewicht

auch, daß die Periodenblutung anders ist als bei den Perioden, bei denen weniger oder gar keine Brustschmerzen auftreten. Brustschmerzen vor und während der Periode treten häufig

Mastopathie auch in Zusammenhang mit einer harmlosen »Mastopathie« auf; darunter versteht man den unregelmäßigen Aufbau des Brustdrüsengewebes, bei dem sich kleine Zysten oder Gewebsverdichtungen (Fibroadenome) bilden können. Lassen Sie sich bitte vorsorglich von der Frauenärztin untersuchen.

Zum Arzt! Wichtig: Treten Brustschmerzen regelmäßig vor und während der Periode auf, können Sie normalerweise sicher sein, daß sie hormonell bedingt sind. Wenn es allerdings zu Brustschmerzen außerhalb dieser Zeit kommt, eventuell in Verbindung mit einem Knoten, und/oder wenn bei Druck auf die Brust Flüssigkeit aus den Brustwarzen austritt, sollten Sie sich umgehend bei Ihrem Frauenarzt vorstellen, damit Krebs als Ursache ausgeschlossen werden kann. Eventuell wird der Arzt eine Mammographie veranlassen (→ Seite 67).

Was können Sie tun?

Fragen Sie sich doch einmal, ob die Brustschmerzen vor und während der Periode vielleicht durch zu viel Streß, sei er beruflich oder persönlich, verursacht sein können. Ist es möglich, **Zuviel Streß?** diese Belastung zu reduzieren? Können Sie den Konflikt zwischen sich und Ihrem Partner lösen, sich mit ihm aussprechen? Meist nehmen die Brustschmerzen von allein wieder ab, sobald es Ihnen körperlich und seelisch besser geht.

Hormonbehandlung: Da Brustbeschwerden durch einen Mangel an Progesteron verursacht werden, können Sie sich von Ihrem Arzt auch ein Progesterongel (Progestogel Gel®, aus der Apotheke) verschreiben lassen, das zwischen dem 10. und 25. Zyklustag (1. Tag der Blutung = 1. Tag des Zyklus) groß-**Wirkt lokal** flächig auf beide Brüste aufgetragen wird und so das fehlende Hormon lokal ersetzt. Es gibt auch synthetisches Progesteron (verschreibungspflichtig), das in der zweiten Zyklushälfte eingenommen wird und ebenfalls zu einer schnellen Besserung führt, jedoch unangenehme Nebenwirkungen haben kann, wie Wassereinlagerung in den Beinen und/oder ein Gefühl des Aufgedunsenseins.

Enzymtherapie: Enzympräparate, zum Beispiel Phlogenzym® oder Wobenzym® (rezeptfrei aus der Apotheke, Dosierung siehe Packungsbeilage), die regelmäßig während des gesamten Zyklus eingenommen werden, führen gleichfalls zu einer Besserung der Brustschmerzen.

Homöopathie: Auch mit Hilfe einiger »kleiner« Mittel (→ Seite 72) können hormonell bedingte Brustschmerzen gelindert werden; in Frage kommen: Bryonia D6 (Seite 74), Calcium fluoratum D6 (Seite 75), Murex purpurea D6 (Seite 80), Phytolacca D6 (Seite 81), Mastodynon® (Seite 87).

Diese Homöopathika können helfen

Phytotherapie: Bei Brustschmerzen gibt es eine Reihe von ausgezeichnet wirkenden Kräutertees und Pflanzenpräparaten, die bei der Regulierung des Hormonhaushalts helfen; dazu zählen Brennessel (Seite 93), Frauenmantel (Seite 94), Johanniskrautöl (Seite 95), Kermesbeere (Seite 96), Wolfstrappkraut (Seite 99).

Diese Heilpflanzen können helfen

Ernährung: Neben einer ausgewogenen Ernährung lassen sich Brustschmerzen vor und während der Periode durch eine gute Versorgung mit Vitamin B6 deutlich bessern (→ Seite 104).

Wichtig: Vitamin B6

Seltene oder unregelmäßige Periode (Oligoamenorrhoe)

Betragen die Abstände zwischen den Regelblutungen nicht weniger als sechs bis acht Wochen, wird die Frauenärztin die Diagnose »Oligoamenorrhoe« stellen; häufig treten dabei die Blutungen nicht regelmäßig auf. einmal in fünfwöchigem Abstand, ein andermal erst nach drei Monaten. Mögliche Ursachen für eine Oligoamenorrhoe können sein:

● Ein Polyzystisches Ovarsyndrom (PCO-Syndrom)
● Beginn der Wechseljahre (→ Seite 32)

Polyzystisches Ovarsyndrom (PCO)
Das Polyzystische Ovarsyndrom (PCO) ist eine recht häufige Diagnose bei Frauen mit seltener und unregelmäßiger Periode und wird durch Erstellung eines Hormonspiegels diagnostiziert. Bei PCO kommt es zu einer Störung im Zusammenspiel

zwischen Eierstöcken, Hirnanhangsdrüse (Hypophyse) und Zwischenhirn (Hypothalamus), jenes Gehirnbereichs also, über den die Gefühle das Hormonsystem beeinflussen (→ Seite 13). Diese Störungen sind sehr komplex und haben teilweise auch mit dem Zuckerstoffwechsel und/oder mit Übergewicht zu tun. Dabei nimmt die Produktion der männlichen Hormone zu, wodurch es zu vermehrter Körperbehaarung und Akne (Pickeln) kommt sowie zu unregelmäßigen, seltenen Perioden, die um so stärker ausgeprägt sind, je mehr Zyklen ohne Eisprung verlaufen. Die Eierstöcke werden allmählich größer und der Eisprung findet immer seltener statt.

Männliche Hormone

Woher diese Störung kommt, ist bis heute nicht genau geklärt. Bei der Entstehung von PCO spielen wahrscheinlich auch genetische Faktoren eine Rolle, das heißt, Frauen, deren Mütter ebenfalls unregelmäßige oder seltene Perioden hatten, sind häufiger von PCO betroffen als andere. Man glaubt aber, daß das PCO-Syndrom vor allem durch seelische Einflüsse bestimmt wird. Untersuchungen haben gezeigt, daß viele von PCO betroffenen Frauen in der Kindheit ein schwieriges Verhältnis zur Mutter hatten und deshalb die eigene Rolle als Frau, zu der normalerweise auch der Wunsch nach Kindern gehört, nicht oder nur schwer annehmen können. Auch ein Mißbrauch in der Kindheit kann Ursache für ein späteres PCO-Syndrom sein.

Meistens seelisch bedingt

Was können Sie tun?

Hormonbehandlung: Zeigt das Ergebnis des Hormonspiegels, daß bei Ihnen ein PCO-Syndrom vorliegt, wird die Frauenärztin Ihnen wahrscheinlich zunächst eine Antiandrogen-Pille verschreiben, das den männlichen Hormonen entgegenwirkt. Dies hat zur Folge, daß Sie innerhalb der nächsten Monate regelmäßig Ihre Periode bekommen, die Behaarung weniger wird und die Akne sich zurückbildet. Dennoch ist dies nur eine symptomatische Behandlung, da die wirkliche Ursache dabei nicht berührt wird und die Symtome nach Absetzen des Medikaments bald zurückkehren.

Symptomatische Behandlung

Psychotherapie: Eine wirklich ursächliche Behandlung des PCO-Syndroms kann eine Psychotherapie sein, denn um aus dem vor allem seelisch bedingten PCO-Muster auszubrechen, bedarf es vieler mühevoller Arbeit an sich selbst. Indem Ihr

Körper es ablehnt, die weiblichen Funktionen zu übernehmen und versucht, eher männlich zu sein, will er Ihnen etwas zeigen. Hier kann Ihnen ein Fachmann wertvolle Unterstützung leisten, indem er Ihnen bei der Aufarbeitung alter Verletzungen hilft und dabei, ein neues positives Verhältnis zu Ihrem Frausein aufzubauen, in dem auch der natürliche weibliche Rhythmus seinen Platz bekommt.

Alte Verletzungen aufarbeiten

Ernährung: Vor allem bei Übergewicht ist es ratsam, die überflüssigen Pfunde durch eine ausgewogene Ernährung zu reduzieren, um auch so dem hormonellen Ungleichgewicht entgegenzuwirken (→ Seite 104).

Homöopathie: Mit einer klassischen homöopathischen Therapie, die jedoch nur ein erfahrener Homöopath durchführen kann, lassen sich sehr gute Ergebnisse erzielen (→ Seite 68). Es ist zwar ein langer Weg, aber meist normalisieren sich die Hormonwerte innerhalb von etwa zwei Jahren, und die Zyklen werden wieder regelmäßig. In diesem Fall reichen die »kleinen« homöopathischen Mittel (→ Seite 72) nicht aus, da sie zwar einmalige Blutungen hervorrufen können, nicht aber ursächlich helfen.

Tiefgreifende Hilfe

Phytotherapie: Mönchspfeffer (→ Seite 97) beeinflußt den Zyklus über die Hirnanhangsdrüse und hilft so, den Eisprung zu fördern. Die Wirkung tritt allerdings frühestens im dritten Monat der Einnahme ein. Danach sollte die Behandlung weitere drei Monate fortgesetzt werden, bevor das Mittel abgesetzt wird. Häufig haben sich die Abstände zwischen den Zyklen bis dahin normalisiert.

Luna-Yoga: Die sehr schönen Übungen des Luna-Yoga (→ Seite 103) können Psychotherapie und/oder Homöopathie gut ergänzen, Ihnen bei der (Wieder-)Entdeckung des eigenen weiblichen Rhythmus helfen und das Gefühl für den eigenen Körper wecken.

Den eigenen Körper erleben

Lichttherapie: Auch eine Lichttherapie hilft beim Wiederfinden des natürlichen weiblichen Rhythmus, der sich bei den meisten Frauen nach dem Mondzyklus richtet: Sie bekommen die Periode bei Neumond, während in der Zeit um Vollmond der Eisprung stattfindet. Um diese Wirkung zu unterstützen, hilft es schon, wenn Sie immer während der Vollmond-Phase drei Tage lang nachts ein Licht, etwa eine Nachttischlampe, brennen lassen.

Den Mondzyklus unterstützen

Verspätetes Einsetzen der Periode bei jungen Mädchen (Primäre Amenorrhoe)

In den westlichen Industrieländern bekommt ein Mädchen heute im Durchschnitt mit 12 bis 13 Jahren seine erste Regel (Menarche). Es gibt aber auch Mädchen, die schon mit neun Jahren ihre erste Periode haben, und andere, die bis zum 16. oder 17. Lebensjahr auf die erste Menstruation warten müssen, ohne daß sie deshalb beunruhigt sein müßten.
Eine verspätete erste Regelblutung wird bestimmt durch:
● Vererbung: Die Mutter hat ihre erste Menstruation ebenfalls spät bekommen.
● Organische Ursachen
● Seelische und/oder körperliche Belastung (→ Seite 29)
● Unzureichende oder unausgewogene Ernährung (→ Seite 29)

Was kannst du tun?

Du bist vielleicht schon 14 oder 15 Jahre alt und hast im Gegensatz zu deinen Freundinnen immer noch keine Periode. Am besten, du traust dich und gehst zu einer Frauenärztin, die dich untersuchen wird, um zu sehen, ob alles in Ordnung ist. Vor einer solchen Untersuchung brauchst du keine Angst zu haben, denn sie tut nicht weh. Sogar ein Baby kann man ohne weiteres gynäkologisch untersuchen, ohne daß es ihm Schmerzen bereitet. Diese Untersuchung ist deshalb wichtig, um herauszufinden – oder auszuschließen –, ob bei dir eine der folgenden möglichen Ursachen vorliegt:

Wichtig: Der Besuch bei der Frauenärztin

● Ein geschlossenes Jungfernhäutchen (Hymen): Dies ist ein seltener, aber wichtiger Grund für eine verspätete erste Periode. Sollte eine solche Fehlbildung bei dir vorliegen, hast du vielleicht seit einiger Zeit Schmerzen im Unterleib, die etwa zwei bis drei Tage anhalten und etwa im Abstand von vier Wochen wiederkehren. Diese Schmerzen sind mit der Zeit immer stärker geworden, ohne daß es zu einer Blutung kommt. (Du kannst mit Hilfe eines Spiegels selbst nachschauen, ob dein Jungfernhäutchen den Scheideneingang blockiert, oder vorsichtig versuchen, einen Finger in den Scheideneingang einzuführen.) Diese Fehlbildung kann durch einen einfachen Eingriff beseitigt werden. Danach kann das Blut ungehindert abfließen, und die Menstruation wird regelmäßig einsetzen.

Organische Ursachen

● Eine weitere mögliche Ursache ist eine Fehlbildung der Ge-bärmutter, die ebenfalls durch einen einfachen operativen Ein-griff beseitigt werden kann (→ Seite 20).

● Bei der Untersuchung wird die Frauenärztin vielleicht auch etwas Blut aus der Armvene entnehmen, um deinen Hormon-spiegel zu bestimmen. Es gibt einige wenige hormonelle Störungen, die zu einer verspäteten ersten Periode führen. Sie sind allerdings so selten, daß ich sie deswegen hier nicht genauer besprechen muß.

Wenn die Untersuchung bei deiner Frauenärztin keine körper-liche Ursachen ergeben hat, kannst du nach weiteren mög-lichen Gründen forschen:

Seelische Ursachen

● Ist es möglich, daß du dich überfordert fühlst, zum Beispiel in der Schule oder aufgrund der Erwartungen, die deine Eltern in dich setzen?

● Machst du dir viele Sorgen um dich und dein Leben? Fragst du dich oft, ob dich überhaupt jemand mag? Hast du Angst, nicht geliebt zu werden? Oder keinen Partner zu finden?

● Belastest du dich körperlich zu sehr? Hochleistungssport zum Beispiel unterdrückt die Östrogenproduktion und verhin-dert manchmal, daß die Periode in Gang kommt.

● Auch Untergewicht führt zu einer gestörten Hormonproduk-tion. Viele Mädchen wollen jedoch sehr schlank sein und es-

Über die Probleme sprechen

sen deshalb zu wenig. Hast du vielleicht Eßstörungen? Oder willst du vielleicht gar keine Frau werden? Warum denn nicht? Kannst du mit deiner Mutter über deine Probleme sprechen? Wenn nicht, könntest du vielleicht deine Frauenärztin auf-suchen. Sie hat normalerweise Zeit für solche Probleme und viel Erfahrung damit. Oder sie weiß jemanden, der dich be-raten kann.

Wenn du niemanden kennst, mit dem du darüber sprechen möchtest: Auf Seite 108 nenne ich dir zwei Adressen, an die du dich wenden kannst. Das ist vor allem dann wichtig, wenn du meinst, daß du vielleicht an einer Eßstörung leidest und Hil-fe brauchst.

Ernährung: Gute Ernährung ist aus folgendem Grund gerade jetzt besonders wichtig: Bei einer verspäteten ersten Periode produziert der Körper noch nicht ausreichend Östrogene (→ Seite 11). Diese Östrogene bewirken nicht nur, daß der Menstruationszyklus in Gang kommt, sondern auch, daß das

Mineral Kalzium, das für einen guten Knochenaufbau unerläßlich ist, in die Knochen eingebaut wird. Bei Mädchen, die eine verspätete erste Periode haben, kommt es deshalb nach den Wechseljahren, also in der Zeit nach der letzten Periode, häufiger zu Osteoporose (Knochenschwund) als bei jenen, deren Periode früh eingesetzt hat. Du brauchst dich deshalb nicht zu beunruhigen, aber du solltest dafür sorgen, daß deine Ernährung genügend Kalzium und Vitamin D enthält. Wenn du dich gesund ernährst, das heißt, wenn du eine möglichst vielseitige Mischkost zu dir nimmst, bist du wahrscheinlich ausreichend mit Kalzium und Vitamin D versorgt. Milch, Käse und Joghurt etwa sind sehr gute Kalziumquellen, während Quark wegen seines hohen Phosphatanteils weniger empfehlenswert ist. Aus dem gleichen Grund solltest du auch nicht jeden Tag Fleisch- und Wurstwaren und möglichst wenig tierische Fette zu dir nehmen.

Wichtig: Gute Ernährung

Bewegung: Für ein gutes Knochenwachstum und die optimale Verwertung von Kalzium ist regelmäßige Bewegung wichtig. Schwimmen, Joggen, Tanzen oder Radfahren zum Beispiel sind gut geeignet, während Hochleistungssport den gegenteiligen Effekt hat.

Was macht dir Spaß?

Luna-Yoga: Wenn dir tänzerische Bewegung Spaß macht, kannst du Luna-Yoga ausprobieren (→ Seite 103). Diese wunderschönen Übungen können dir helfen, deinen Körper und das Gefühl für den eigenen weiblichen Rhythmus zu entdecken.

Homöopathie: Homöopathie ist eine sehr sanfte und zugleich wirksame natürliche Heilmethode (→ Seite 68). Eine homöopathische Konstitutionsbehandlung, für die du jedoch einen erfahrenen Homöopathen brauchst, könnte beim Einleiten der ersten Periode helfen. Zusätzlich kannst du selbst einige »kleine« Mittel (→ Seite 72) anwenden, die das Einsetzen der ersten Periode fördern; in Frage kommen: Pulsatilla D12 (Seite 85), Causticum D12 (Seite 85), Graphites D12 (Seite 86), Natrium muriaticum D12 (Seite 86), Kalium carbonicum D12 (Seite 86). Da diese Mittel sehr wirksam sind, ist es wichtig, daß du dich vorher genau über die richtige Auswahl und Anwendung der Mittel informierst (→ Seite 70).

Diese Homöopathika können helfen

Phytotherapie: Zur Förderung der Hormonproduktion bieten sich außerdem einige Kräutertees und andere pflanzliche Präparate an, zum Beispiel Mönchspfeffer (Seite 97), aber auch

30

Hirtentäschel (Seite 95), Lebensbaum (Seite 97), Löwenzahnwurzel (Seite 97), Schwarze Schlangenwurzel (Seite 98) kommen in Frage. Auf Seite 90 findest du alles Wissenswerte über die richtige Anwendung dieser sehr wirksamen Heilpflanzen.

Diese Heilpflanzen können helfen

Akupunktur: Bei der Einleitung der ersten Periode könnte dir auch eine Akupunkturbehandlung helfen, die aber ebenfalls nur ein Fachmann durchführen kann (→ Seite 102).

Ausbleiben der Periode (Sekundäre Amenorrhoe)

Bleibt die Periode einmal oder mehrere Male nacheinander aus, nachdem sie vorher bereits vorhanden war, wird dies als »sekundäre Amenorrhoe« bezeichnet. Mögliche Ursachen sind:

Viele mögliche Ursachen

- Eine Schwangerschaft
- Beginn der Wechseljahre (→ Seite 32)
- Vorzeitige Wechseljahre (→ Seite 32)
- Körperliche und/oder seelische Belastung (→ Seite 34)
- Eine hormonelle Störung (zum Beispiel der Schilddrüse oder nach Absetzen der Pille)
- Starker Gewichtsverlust (zum Beispiel Magersucht)
- Nebenwirkungen nach Medikamenteneinahme (zum Beispiel Psychopharmaka)
- Eine funktionelle Zyste (→ Seite 38)

Schwangerschaft

Eine Schwangerschaft ist die häufigste Ursache für eine Amenorrhoe. Die schnellste und einfachste Möglichkeit, eine Schwangerschaft festzustellen, ist ein Test (aus der Apotheke). Warten Sie damit aber mindestens bis eine Woche nach Ausbleiben der Regel; erst dann zeigt er bei einer bestehenden Schwangerschaft ein eindeutig positives Ergebnis. Sind Sie schwanger, sollten Sie sich möglichst frühzeitig bei Ihrer Frauenärztin zur Untersuchung vorstellen. Sie kann Ihnen das Ergebnis schnell bestätigen und Ihnen auch sagen, ob alles in Ordnung ist.

Der Arzt bestätigt das Ergebnis

Ist der Test negativ, kann es für das Ausbleiben der Periode folgende Ursachen geben:

Beginn der Wechseljahre

Wenn Sie über 45 Jahre alt sind, könnte das Ausbleiben der Periode den Anfang der Wechseljahre ankündigen. Oft bleibt die Blutung zuerst vier bis sechs Wochen aus und tritt dann unregelmäßig auf, während es sehr selten vorkommt, daß die Periode mit einem Mal schlagartig aufhört. Bis zur endgültig letzten Menstruation (Menopause) vergehen dann meist noch einmal sechs bis sieben Jahre.

Hormonell bedingte Beschwerden

Neben dem Ausbleiben der Periode, das manchen Frauen seelisch sehr zu schaffen macht, weil sie sich nicht mehr als »vollwertige« Frau fühlen, sind es meist die hormonell bedingten Beschwerden wie Hitzewallungen, Stimmungstiefs, Schlaflosigkeit oder Körper- und Gewichtsveränderungen, die das Wohlbefinden beeinträchtigen (Bücher, die weiterhelfen, → Seite 107).

Vorzeitige Wechseljahre

Manchmal kann es vorkommen, daß die Wechseljahre sehr früh einsetzen (Ende 30/Anfang 40), was häufig erst dadurch entdeckt wird, daß die betroffene Frau, weil sie eine Schwangerschaft wünscht, mit der Verhütung aussetzt und die Periode danach mehrere Male ausbleibt, ohne daß sie schwanger ist. Für eine genaue Diagnose wird der Frauenarzt dann einen Hormonspiegel erstellen lassen.

Meistens genetisch bedingt

Ein vorzeitiger Beginn der Wechseljahre ist meistens genetisch bedingt, das heißt, auch die Mutter der betroffenen Frau ist sehr früh in die Wechseljahre gekommen.

Was können Sie tun?

Hormonbehandlung: Wenn die Frauenärztin Ihnen bestätigt hat, daß Sie bereits in den Wechseljahren sind, obwohl es Ihrem Alter nach dafür eigentlich noch zu früh ist, sollten Sie eine Behandlung mit Ersatzhormonen ernsthaft in Erwägung ziehen. Sie ist – entgegen einer weitverbreiteten Meinung – nicht gefährlich und hat aus folgenden Gründen weniger Nebenwirkungen für den Körper als die Folgen einer vorzeitigen Menopause (letzte Periode):

Ersatzhormone bieten viele Vorteile

● Da Ihr Körper viele Jahre eher, als es eigentlich normal wäre, kein Östrogen mehr produziert, ist die Gefahr einer Osteoporose (Knochenschwund) bei Ihnen sehr hoch.

● Ohne Östrogen würde sich Ihr Körper bereits jetzt in der Weise verändern, wie es normalerweise erst im Alter von 50 Jahren der Fall ist. Das kann dazu führen, daß Ihre Scheide innerhalb von zwei bis drei Jahren sehr trocken wird und Ihr Verlangen nach Geschlechtsverkehr nachläßt (Libidoverlust).

● Oft wird auch die Haut trockener, es kommt zu Fältchen und auch die Haare können dünner werden.

● Bei Frauen, die zu einer Überproduktion von männlichen Hormonen neigen (PCO, → Seite 25), kommt es häufig zu vermehrter Akne und einer Zunahme der Körper- und Gesichtsbehaarung.

● Wenn Sie außerdem beruflich oder privat sehr belastet sind, wächst das Risiko für einen Herzinfarkt, da Östrogen Sie im allgemeinen bis zu den Wechseljahren vor einem Infarkt schützt.

● Dazu kommen die typischen Wechseljahrsbeschwerden wie Hitzewallungen, Schlafstörungen oder Stimmungsveränderungen; allerdings können diese Beschwerden mit Homöopathie und Phytotherapie weitgehend gelindert oder sogar behoben werden.

Mögliche Wechseljahrs- beschwerden

Wichtig! Bitte beachten Sie: Eine konstitutionelle Behandlung (→ Seite 72) durch einen erfahrenen Homöopathen kann das Entstehen einer Osteoporose verhindern. Wichtig ist jedoch, daß Sie mit Beginn der Wechseljahre – auch bei vorzeitigem Beginn, sofern Sie keine Hormone nehmen – alle zwei bis drei Jahre eine Knochendichtemessung vornehmen lassen. Der Grund dafür: Eine Osteoporose macht erst in einem späten Stadium durch Schmerzen auf sich aufmerksam; dann ist es aber meistens zu spät, um ihr homöopathisch oder mit anderen therapeutischen Maßnahmen wirksam zu begegnen.

Homöopathie: Bei der Behandlung von Beschwerden, die im Zusammenhang mit dem wechseljahrsbedingten Ausbleiben der Periode auftreten, können Sie auf eine Reihe homöopathischer Mittel zurückgreifen, die sich vor allem bei Hitzewallungen, depressiven Verstimmungen oder einer Reizblase bewährt haben. Manchmal wird auch das sexuelle Verlangen (Libido) dadurch verbessert. Sehr selten läßt sich dagegen eine

**Diese Homöo-
pathika
können helfen** trockene Scheide mit homöopathischen Mitteln erfolgreich behandeln. In Frage kommen: Aristolochia D6 (Seite 73), Bryonia D6 (Seite 74), Calcium fluoratum D6 (Seite 75), Chamomilla D6 (Seite 75), Cimicifuga D6 (Seite 76), Lachesis D12 (Seite 78), Lilium tigrinum D6 (Seite 78, Lycopodium D12 (Seite 79), Natrium muriaticum D12 (Seite 80), Nux vomica D12 (Seite 80), Pulsatilla D12 (Seite 81), Sepia D12 (Seite 82), Viburnum opulus D6 (Seite 85), Cefakliman® (Seite 87).

Phytotherapie: Die Eierstöcke können, so lange sie noch Hormone produzieren, mit Hilfe einiger sehr wirksamer Kräutertees und pflanzlicher Präparate zu vermehrter Hormonproduktion angeregt werden; dazu gehören vor allem der Mönchspfeffer (Seite 97), aber auch Beifuß (Seite 93), Eberraute (Seite 93), Frauenmantel (Seite 94), Frauenminze (Seite 94), Goldkreuzkraut (Seite 94), Heloniuswurzel (Seite 94), Herzgespann (Seite 95), Hirtentäschel (Seite 95), Lebensbaum (Seite 97), Löwenzahnwurzel (Seite 97) und Gemeiner Schneeball (Seite 98), Schwarze Schlangenwurzel (Seite 98) und Waldlilie (Seite 99), während Baldrian (Seite 93), Borretsch (Seite 93), Hopfen (Seite 95) und Johanniskraut (Seite 95) vor allem entspannend wirken, ebenso die Teemischungen 3, 4 und 5 (Seite 100). **Diese Heilpflanzen
können helfen**

Ernährung: Seite 104.
Bewegung: Seite 18.
Akupunktur: Seite 112.
Licht: Seite 18.

Körperliche und/oder seelische Belastung

**Die zweit-
häufigste
Ursache** Nach einer Schwangerschaft ist eine starke seelische und/oder körperliche Belastung die zweithäufigste Ursache für eine Amenorrhoe. Auch auf einen plötzlichen Schock – etwa der Verlust eines nahestehenden Menschen – oder bei einem anstrengenden Urlaub – vor allem, wenn er mit einer Zeitverschiebung verbunden ist – kann der Körper mit dem Ausbleiben der Periode reagieren.

Dies ist eine natürliche und durchaus sinnvolle Reaktion des Körpers: Findet kein Eisprung statt (→ Seite 11), kann eine Frau, die unter außergewöhnlicher Belastung steht, nicht schwanger werden; in ihrem Zustand könnte sie ihrer Aufgabe als Mutter wahrscheinlich nur schwer oder gar nicht gerecht werden.

Was können Sie tun?
Psychotherapie: Seite 26.
Ernährung: Seite 104.
Bewegung: Seite 18.
Luna-Yoga: Seite 103.

Zu häufige oder unregelmäßige Periode (Polymenorrhoe)

Regelmäßige Blutungen in Abständen von 24 Tagen gelten noch als normal (→ Seite 14); sind es dagegen 23 oder weniger Tage und/oder tritt die Menstruation in unregelmäßigen kurzen Abständen auf, spricht der Frauenarzt von einer »Polymenorrhoe«.

Wichtig: Betragen die Zyklusabstände nicht mehr als 14 Tage, sollten Sie beobachten, ob die Blutung einer normalen Regelblutung gleicht, oder ob Sie einmal eine normale Periode und das nächste Mal eine etwas leichtere beziehungsweise eine sehr starke Blutung haben; dies läßt auf Zwischenblutungen schließen (→ Seite 37).

Periode oder Zwischenblutung?

Eine Polymenorrhoe kann folgende Ursachen haben:
- Körperliche und/oder seelische Belastung (→ Seite 34)
- Unregelmäßiger Aufbau der Gebärmutterschleimhaut
- Unverträglichkeit der Spirale (→ Seite 23)
- Eine Zyste (→ Seite 38)
- Ein Myom (→ Seite 41)
- Ein beginnender Krebs

Unregelmäßiger Aufbau der Gebärmutterschleimhaut (Hyperplasie)

Nachlassende Östrogenproduktion

Mit Beginn der Wechseljahre (→ Seite 32) verringert sich trotz Anregung durch die Hirnanhangsdrüse (Hypophyse) die Östrogenproduktion in den Eierstöcken, was dazu führen kann, daß der Eisprung ausbleibt, obwohl eine Periode folgt. Zyklen, in denen kein Eisprung stattfindet, werden deshalb auch »anovulatorische Zyklen« genannt. Infolge solcher anovulatorischen

Hormonelles Ungleichgewicht

Zyklen kann es zu einem übermäßigen und/oder unregelmäßigen Aufbau der Gebärmutterschleimhaut (Hyperplasie) kommen. Dies wird durch ein Ungleichgewicht der Hormone Östrogen und Progesteron verursacht, die normalerweise für eine gleichmäßige Entwicklung der Gebärmutterschleimhaut sorgen (→ Seite 11). Ist der geregelte Ablauf der Hormone gestört, kann es passieren, daß die Gebärmutterschleimhaut sich an einer Stelle der Gebärmutter aufzubauen beginnt – wie zu Beginn des Zyklus –, während sie sich an einer anderen Stelle wie am Ende des Zyklus abbaut. Die Folge sind häufige und unregelmäßige, zum Teil heftige, auch schmerzhafte Blutungen.

Eine zweite mögliche Ursache für einen übermäßigen Aufbau der Gebärmutterschleimhaut kann ein beginnender Krebs sein, was jedoch nur durch einen Abstrich beziehungsweise eine Gebärmutterschleimhautprobe abgeklärt werden kann. Häufig wird auch eine Ausschabung zusammen mit einer Gebärmutterspiegelung empfohlen.

> Wichtig: Da bei häufigen Blutungen immer beide Möglichkeiten in Betracht kommen, sollten Sie sich auf jeden Fall von Ihrer Frauenärztin untersuchen lassen. Sie entscheidet, ob eine Gebärmutterschleimhautprobe (Biopsie) notwendig ist.

Was können Sie tun?

Ist der Abstrich unauffällig, können folgende Therapien helfen:
Hormonbehandlung: Seite 32.

Diese Homöopathika können helfen

Homöopathie: Bei der Behandlung einer Hyperplasie können Sie einige »kleine Mittel« (→ Seite 72) einsetzen; in Frage kommen: Aristolochia D6 (Seite 73), Calcium carbonicum D6 (Seite 75), Chamomilla D6 (Seite 75), Ignatia D6 (Seite 77), Kreosotum (Seite 77), Platinum D12 (Seite 84), Veratrum album D6 (Seite 85), Viburnum opulus D6 (Seite 85).

Diese Heilpflanzen können helfen

Phytotherapie: Diese Kräuter helfen bei der Verringerung von zu starken Blutungen: Mönchspfeffer (Seite 97), Frauenmantel (Seite 94), Hirtentäschel (Seite 95), Kanadische Gelbwurzel (Seite 96), Gemeiner Schneeball (Seite 98), Waldlilie (Seite 99) sowie Teemischung 6 (Seite 100).

Zwischenblutungen

Eine leichte Schmierblutung oder eine hellrote Blutung zum
Zeitpunkt des Eisprungs (→ Seite 11), die häufig mit dem
Abgang von klarem Schleim verbunden ist, ist völlig normal
und wird durch die hormonelle Veränderung während des Eisprungs verursacht. Auch eine Schmierblutung einige Tage
vor oder nach der Monatsblutung ist nichts Ungewöhnliches
(→ Seite 14). Bei allen anderen Zwischenblutungen dagegen   **Wichtig!**
müssen Sie Ihren Frauenarzt aufsuchen, ebenso, wenn während des Geschlechtsverkehrs oder kurz danach eine Zwischenblutung auftritt. Als mögliche Ursachen kommen in Frage:

- Ein Zervixpolyp
- Eine Zyste (→ Seite 38)
- Eine Entzündung des Gebärmutterhalses oder der Gebär-
  mutterschleimhaut (Endometritis, → Seite 50)
- Ein Myom (→ Seite 41)

Zervixpolyp

Ein Zervixpolyp (Zervix = Muttermund) ist eine Ausstülpung
der Muttermundschleimhaut. Viele Polypen verursachen keine
Beschwerden, während Polypen an einer exponierten Stelle
durch äußere Reizung, etwa durch Geschlechtsverkehr, zyklus-
unabhängige Zwischenblutungen auslösen können.

Zum Arzt! Ein Polyp sollte grundsätzlich gynäkologisch untersucht werden. Zeigen Untersuchung und Abstrich ein auffälliges Ergebnis, was relativ häufig vorkommt, ist die Entfernung des Polypen unumgänglich, da im Polyp selbst oder an seiner Oberfläche ein Krebs entstehen kann. Diese Möglichkeit wächst
mit zunehmendem Alter der Frau, weshalb die meisten Frauenärzte grundsätzlich zur Entfernung eines Polypen raten. Da
neben dem (sichtbaren) Polyp am Muttermund durchaus weitere Polypen in der Gebärmutterhöhle vorhanden sein können,
die bei einer normalen gynäkologischen Untersuchung nicht
zu erkennen sind, empfiehlt sich gleichzeitig mit Entfernung
des Polypen auch eine Ausschabung der Gebärmutter.
Sind sowohl Untersuchung als auch Krebsabstrich unauffällig
und treten keine Beschwerden auf, können Sie es wagen, ab-

zuwarten. Der Polyp sollte dann aber alle sechs bis acht Wochen kontrolliert werden; während dieser Zeit kann eine homöopathische Behandlung erfolgen.

Was können Sie tun?

Konstitutions-
behandlung Homöopathie: Hier verspricht eine konstitutionelle homöopathische Therapie die größte Aussicht auf Erfolg (→ Seite 72), bei der der Polyp mit der Monatsblutung abgestoßen wird. Die »kleinen« Mittel (→ Seite 72) reichen in diesem Fall nicht aus.

Zyste

Das FSH (→ Seite 11) bewirkt, daß jeden Monat ein Eibläschen im Eierstock zu wachsen beginnt, bis es in der Mitte des Zyklus zum Eisprung kommt: Das Eibläschen springt und das Ei wird freigesetzt. Danach fällt das Eibläschen in sich zusammen und färbt sich gelb – es entsteht der Gelbkörper, der das Gelbkörperhormon produziert (→ Seite 12). Findet der Eisprung aufgrund eines hormonellen Ungleichgewichts zwischen Östrogen und Progesteron nicht statt, bleibt das Eibläschen, das nichts anderes ist als ein mit Flüssigkeit gefüllter Hohlraum, bestehen; dies wird als »funktionelle Zyste« bezeichnet. Hierbei gibt es zwei Varianten:

• »Persistierende Follikelzyste«: Bei der persistierenden Follikelzyste wird aufgrund des fehlenden Eisprungs in der zweiten Zyklushälfte anstatt Gelbkörperhormon weiterhin Östrogen produziert, was zu einer zunehmenden Verdickung der Gebärmutterschleimhaut führt. Wenn die Gebärmutter die Blutversorgung der Gebärmutterschleimhaut nicht mehr aufrecht erhalten kann, kommt es zu einer Zwischenblutung, die tropfenweise, aber auch stoßweise erfolgen kann. Meist tritt eine solche Blutung erheblich früher ein, als es der nächsten Periode entspräche – manchmal bereits zwei bis drei Wochen nach der letzten Blutung. Gelegentlich kann es dabei sogar zu zwei »Perioden« im Monat kommen: Die Zwischenblutung ist dann so stark, daß nicht mehr unterschieden werden kann, welche die Periode und welche die Zwischenblutung ist; vor allem bei größeren Blutungen können auch Unterleibsschmerzen auftreten.

Persi-
stierende
Follikelzyste

● »Persistierende Gelbkörperzyste«: Bei der persistierenden Gelbkörperzyste wird über die zweite Zyklushälfte hinaus weiterhin Gelbkörperhormon produziert. Die Folge: Die Periode bleibt aus (→ Seite 31).

Persistierende Gelbkörperzyste

In einer persistierenden Follikelzyste kann sich soviel Flüssigkeit bilden, daß sie bis auf acht oder neun Zentimeter Durchmesser anwächst, während persistierende Gelbkörperzysten meistens nicht so groß werden. Da funktionelle Zysten jedoch hormonabhängig sind, verschwinden die meisten von allein, sobald sich das hormonelle Gleichgewicht wieder reguliert hat – häufig innerhalb von zwei bis drei Zyklen.

Hormonell bedingt

Wichtig: Bei möglichen Anzeichen für eine Zyste – Unterleibsschmerzen, Zwischenblutungen oder andere Zyklusveränderungen wie stärkere, schwächere oder ausbleibende Periode – sollten Sie auf jeden Fall Ihre Frauenärztin aufsuchen, die eine Zyste ertasten kann und sie gegebenenfalls mit Ultraschall genauer untersucht.

Zum Arzt!

Bei jungen Frauen kommen Zysten bis zu einer Länge von vier Zentimetern relativ häufig vor, ohne daß dies zu Schmerzen oder Zwischenblutungen führt. Zeigt darüber hinaus die Ultraschalluntersuchung, daß es sich eindeutig um eine harmlose Zyste handelt, können Sie es wagen, kurze Zeit – etwa drei Monate – abzuwarten, ob die Zyste sich eventuell vergrößert, und diese Zeit für eine homöopathische Therapie nutzen (→ Seite 68).

Unter Umständen abwarten

Bei Zysten, deren Durchmesser größer als fünf Zentimeter ist, gilt die allgemeine Empfehlung, sie operativ entfernen zu lassen. Zeigen jedoch sonographische (= Ultraschall-)Untersuchung sowie alle weiteren Befunde, daß es sich lediglich um eine sehr große funktionelle Zyste handelt, können Sie ebenfalls wagen, abzuwarten. Doch sollte unbedingt regelmäßig alle sechs bis acht Wochen überprüft werden, ob die Zyste weiterwächst.

Wichtig: Regelmäßige Kontrolle!

Bei Zysten mit mehr als fünf Zentimeter Durchmesser und unklarem Befund wird der Frauenarzt aus Sicherheitsgründen zu einer operativen Entfernung raten, die heutzutage meistens mit Hilfe einer Bauchspiegelung durchgeführt wird. Durch die anschließende Untersuchung des Gewebes läßt sich genau feststellen, ob die Zyste eine funktionelle Zyste war oder ein Eierstocktumor, der sowohl gut- als auch bösartig sein kann. Vor allem bei Frauen in der Postmenopause, also nach den Wechseljahren, sind Eierstockzysten nicht selten bösartig.

> Wichtig: Aus diesem Grund darf die Diagnose »Eierstock-zyste« nie auf die leichte Schulter genommen werden; Sie sollten sich auf jeden Fall regelmäßig zur Kontrolle bei Ihrer Frauenärztin vorstellen.

Mögliche Komplika-tionen Wird eine harmlose Zyste nicht operiert und wächst sie weiter, kann es dabei zu einer »Stieldrehung« kommen: Das Gewicht der Eierstockzyste bewirkt, daß sich der Eierstock um seinen eigenen »Stiel« dreht, durch den er mit Blut versorgt wird. Dies kann mehrmals passieren, bis die Blutversorgung irgendwann vollständig unterbrochen ist und der Eierstock abstirbt. Eine Stieldrehung führt allmählich zu immer stärker werdenden Schmerzen im Unterbauch, die eine sofortige Operation erfordern, bei der dann meist der gesamte Eierstock entfernt werden muß.

Eine weitere Komplikation ist das spontane Platzen (Ruptur) vor allem von größeren Zysten, das durch Gymnastik oder Geschlechtsverkehr ausgelöst werden kann, aber auch ohne jeden äußeren Reiz passieren kann. Obwohl durch die plötzliche Entlastung der vorher gespannten Zyste mögliche Spannungsschmerzen nachlassen können, führt eine solche Ruptur häufig zu äußerst unangenehmen Schmerzen im Becken, die dadurch verursacht werden, daß die Flüssigkeit in die Bauchhöhle austritt. In diesem Fall ist ein sofortiger Arztbesuch erforderlich, bei dem zunächst eine Bauchspiegelung zur genauen **Zum Arzt!** Diagnosestellung durchgeführt wird; anschließend kann die Flüssigkeit abgesaugt werden. Gelegentlich kommt es dabei zu Blutungen, die ebenfalls ärztlich überwacht werden müssen.

Was können Sie tun?

Homöopathie: Eine konstitutionelle Behandlung (→ Seite 72) ist sowohl bei akuten als auch bei chronischen Zysten häufig sehr erfolgreich. Sie darf jedoch erst nach genauer Diagnose

durchgeführt werden, da sichergestellt sein muß, daß es sich nicht um eine bösartige Zyste handelt. Die »kleinen« Mittel (→ Seite 72) reichen in diesem Fall nicht aus.
Luna-Yoga: Seite 103.

Myom

Ein Myom ist ein gutartiger Tumor in oder an der Gebärmutter und Ausdruck eines hormonellen Ungleichgewichts zwischen Östrogen und Progesteron. In den meisten Fällen ist es harmlos. Es kann sowohl in der Gebärmutterwand als auch an der Außenseite der Gebärmutter – also im Bauchraum – wachsen, gelegentlich erscheint ein Myom auch polypartig (→ Seite 37) in der Scheide. Befindet sich das Myom in der Gebärmutterwand, verursacht es meist keine Beschwerden; allerdings können größere Myome das Zusammenziehen der Gebärmuttermuskeln beeinträchtigen und damit zu Zwischenblutungen sowie zu stärkeren, längeren und unregelmäßigen Perioden führen.

Hormonelles Ungleichgewicht

Mögliche Komplikationen

Myome, die sich mit einem Stiel an der Außenwand der Gebärmutter entwickeln, können Beschwerden verursachen, indem sie auf die Blase drücken oder sich drehen. Dabei wird die Blutversorgung des Myoms abgeschnitten – und das ist schmerzhaft. Manche Myome verursachen auch Druck auf den Darm. Selten wachsen Myome seitlich in die Bauchfellfalte hinein, so daß sie auf die Harnleiter drücken. In diesem Fall wird das Myom häufig entfernt, damit kein Nierenschaden durch Rückstau des Urins entsteht. Myome entstehen meistens in Zeiten starker seelischer oder körperlicher Belastung sowie in den Wechseljahren, wenn das hormonelle Gleichgewicht zwischen Östrogen und Progesteron gestört ist. Überwiegt das Östrogen, wächst das Myom normalerweise schnell. Dabei kann es so groß werden, daß die Gebärmutter bis zum Nabel hinaufreicht, ohne daß dies Beschwerden verursacht.

Wichtig: Regelmäßige Kontrolle!

Nachdem ein Myom zum ersten Mal festgestellt wurde, muß es zunächst in dreimonatigen Abständen kontrolliert werden. Wächst es nicht weiter oder beträgt das Wachstum nicht mehr als 0,5 bis 1 Zentimeter pro Jahr, muß es, so lange keine Beschwerden auftreten, auch nicht entfernt werden.

41

Wichtig:
Ein Krebs-
abstrich!

Wenn Sie Myome und zugleich unregelmäßige Zwischenblutungen haben, dürfen Sie jedoch nicht davon ausgehen, daß die Blutungen allein von den Myomen verursacht werden; es sollte immer ein Krebsabstrich durchgeführt werden, da gleichzeitig auch eine Unregelmäßigkeit der Gebärmutterschleimhaut vorliegen kann.

Die einzige Möglichkeit, um festzustellen, ob ein Myom entartet, ist die regelmäßige Kontrolle seines Wachstums, da es in diesem Fall sehr plötzlich und schnell zu wachsen beginnt. Allerdings kann der Grund für ein (scheinbar) schnell wachsendes Myom auch darin liegen, daß das Myomzentrum abstirbt; dies ist harmlos, da es bald darauf immer kleiner wird, kann aber zu plötzlichen akuten Schmerzen führen.

Als allgemeine Empfehlung gilt, ein schnell wachsendes Myom immer operativ entfernen zu lassen. Doch auch hier können Sie es wagen, für kurze Zeit – drei Monate – abzuwarten, und die Zeit für eine homöopathische Behandlung nutzen.

Eventuell
abwarten

> Wichtig: In jedem Fall sollten Sie sich mindestens alle drei Monate vom Frauenarzt untersuchen und das Myom durch Ultraschalluntersuchung ausmessen lassen.

Was können Sie tun?

Homöopathie: Eine konstitutionelle Behandlung (→ Seite 72) durch einen Homöopathen kann bewirken, daß sich das Myom verkleinert. Sie darf jedoch erst nach genauer Diagnose durchgeführt werden. Bei einer Behandlung mit »kleinen Mitteln« (→ Seite 72), die über einen längeren Zeitraum eingenommen werden müssen, können sich die Myome ebenfalls langsam zurückbilden; in Frage kommen: Aurum chloratum natronatum D6 (Seite 74) oder Calcium fluoratum D6 (Seite 75).

Diese Homöo-
pathika
können helfen

> Bitte beachten Sie: Auch während der homöopathischen Behandlung muß das Wachstum des Myoms regelmäßig alle drei Monate vom Frauenarzt kontrolliert werden!

Rizinusölwickel: Seite 91.
Akupunktur: Seite 102.
Luna-Yoga: Seite 103.

Zyklusunabhängige Beschwerden

Ausfluß (Fluor)

Mit Ausfluß (Fluor) wird das Austreten einer Flüssigkeit aus der Scheide bezeichnet, die farbig, klar oder milchig, unangenehm riechend oder geruchlos sein kann. Sie kann dünnflüssig oder dick und fadenziehend sein, mild sein oder wund machen. Sie kann Jucken, Brennen oder gar keine Beschwerden verursachen. Auch Blut kann beigemischt sein. Normaler (physiologischer) Ausfluß wird von den Drüsen am Muttermund und am Eingang zur Scheide (Bartholinsche Drüsen, → Seite 63) produziert und enthält tote, abgeschilferte Zellen aus der Scheide sowie Scheidenbakterien. Er ist farblos, verfärbt sich aber leicht gelblich, nachdem er auf dem Slip getrocknet ist, und riecht weder unangenehm noch verursacht er Beschwerden.

Junge Mädchen, deren Periode noch nicht eingesetzt hat, haben selten Ausfluß. Sobald jedoch die weiblichen Hormone (→ Seite 11) aktiv werden, kommt es meist zu Ausfluß, vor allem während des Eisprungs sowie vor und nach der Periode. Eine häufige Folge der Pille zur Empfängnisverhütung ist ein kontinuierlicher weiß-gelblicher Ausfluß, der ebenfalls normal ist (→ Seite 58). **Hormonell bedingt**

Sobald Ausfluß jedoch Beschwerden wie Jucken oder Brennen verursacht, wenn er unangenehm riecht oder sehr stark wird, kann dies das Anzeichen sein für eine Infektion (Entzündung) in der Gebärmutter, im Muttermund oder in der Scheide. In diesem Fall sollten Sie umgehend Ihre Frauenärztin aufsuchen, um die Ursache abklären zu lassen. Dabei kommen folgende Infektionen in Betracht: **Beschwerden = Anzeichen für einen Infekt**

Geschlechtskrankheiten (STD)

Geschlechtskrankheiten, auch STD (sexually transmitted diseases) genannt, werden durch Geschlechtsverkehr übertragen und sind äußerst ansteckend. Die »klassischen« Geschlechtskrankheiten Gonorrhoe (Tripper) und Lues (Syphilis) sind meldepflichtig und dürfen nur von einem/r Arzt/Ärztin behandelt werden, während Heilpraktiker und Homöopathen, sofern sie keine ärztliche Ausbildung haben, STD nicht behandeln dürfen. **Meldepflichtig**

Außer den »klassischen« Geschlechtskrankheiten gibt es noch Chlamydien (NSU, → Seite 46) und Trichomonaden (→ Seite 46), die neben Gonorrhoe (Tripper) zu den häufigsten Geschlechtskrankheiten zählen. Lues (Syphilis, → Seite 46) tritt in Deutschland inzwischen selten auf, allerdings steigt die Zahl der gemeldeten Fälle in letzter Zeit wieder an.

Wichtig! Vor allem, wenn Sie anhaltenden Ausfluß haben und/oder Ihr Partner Beschwerden hat, etwa Brennen beim Wasserlassen, Ausfluß aus dem Penis oder einen Ausschlag am Penis, sollte man an eine Ansteckung mit STD denken und umgehend den Arzt aufsuchen. Auch bei Beschwerden, die nach einem neuen sexuellen Kontakt auftreten, besteht die Möglichkeit einer Ansteckung mit STD.

Antibiotika sind unumgänglich Bei STD wird grundsätzlich ein Antibiotikum gegeben (ein äußerst wirksames Medikament, das Bakterien, nicht jedoch Viren abtötet); auch ein homöopathisch ausgerichteter Arzt muß laut Gesetz zuerst antibiotisch behandeln. Er wird Ihnen aber hinterher ein homöopathisches Mittel (Nosode) sowie ein Ausleitungsmittel verschreiben, damit der Körper die Erkrankung besser verarbeiten kann (→ Seite 69).

Der Partner muß mitbehandelt werden Wichtig: STD-Erkrankungen können ernsthafte gesundheitliche Folgen für die Frau und ihren Partner mit sich bringen und müssen unbedingt behandelt werden. Die gesetzliche Regelung besagt, daß die Behandlung immer von einem Arzt (Frauenarzt, Hautarzt oder – für den Partner – Urologe) durchzuführen ist, wobei auch der/die Partner(in) mitbehandelt werden muß. Wichtig ist, daß der Arzt die Behandlung regelmäßig überprüft, und daß die Therapie so lange fortgesetzt wird, bis die Erkrankung vollständig ausgeheilt ist.

Was können Sie tun?

Im Anschluß an die Antibiotikatherapie folgt die ebenso wichtige Nachbehandlung:
Bei einer bakteriellen Infektion, die mit Antibiotika behandelt werden muß, töten die Antibiotika nicht nur die Krankheitskeime, sondern auch alle nützlichen Bakterien im Körper ab, etwa die Darmbakterien (Darmflora) oder Scheidenbakterien (Schei-

denflora), und es können sich dort (Candida-)Pilze oder schädigende Bakterien ausbreiten, die zu einer Schwächung des Darms führen (und dann ebenfalls behandelt werden müssen, → Seite 55). Das Immunsystem ist jedoch in erheblichem Maß vom Zustand der Darmflora abhängig: Die Oberfläche des Darms ist der größte Teil im Körper, der mit der Außenwelt in Verbindung tritt – ausgebreitet hat sie die Größe eines Fußballfeldes – und das größte Abwehrorgan gegen Krankheiten überhaupt. Wird die Darmflora nach einer antibiotischen Therapie nicht wieder aufgebaut, bleibt sie gestört und die Infektanfälligkeit nimmt zu. Auch die nächste Entzündung erfordert dann Antibiotika, was zu einer weiteren Verschlechterung der Darmflora führt. (Sie kennen vielleicht den Zustand, daß die Entzündungen und Erkältungen nie aufhören.) Im Anschluß daran entwickelt sich die nächste Pilzentzündung, die dann ebenfalls behandelt werden muß, und so weiter.

Folgen der Antibiotika

Den Teufelskreis schnell durchbrechen

Um diesen Teufelskreis zu durchbrechen, ist es am besten, schon während der antibiotischen Therapie mit einer allgemeinen Aufbautherapie für den Körper zu beginnen und danach sofort den Aufbau der Darmflora anzuschließen. Falsch wäre es, auf Antibiotika zu verzichten, wenn sie erforderlich sind. Vor allem bei einem bereits geschwächten Immunsystem sollten Sie sich nicht ohne weiteres gegen eine Antibiotika-Behandlung entscheiden, ebenso bei Krankheiten, die ohne Antibiotika ernsthafte Spätfolgen nach sich ziehen können (→ Seite 47).

Medikamente: Ein Aufbau der Darmbakterien (zum Beispiel mit Omniflor® oder Perenterol®; rezeptfrei aus der Apotheke, Dosierung siehe Packungsbeilage) ist deshalb ratsam, weil auf diese Weise die Besiedelung des Darms mit natürlichen Darmbakterien gefördert und einem (Candida-)Pilz vorgebeugt wird.

Die Darmbakterien aufbauen

Joghurtbehandlung: Eine Joghurtbehandlung (→ Seite 92) fördert den Wiederaufbau der gesunden Bakterien in der Scheide und hilft, einer (Candida-)Pilzinfektion in der Scheide vorzubeugen (→ Seite 55).

Homöopathie: Ebenso ist eine konstitutionelle Therapie durch einen erfahrenen Homöopathen zu empfehlen (→ Seite 72). Darüber hinaus kann er mit Hilfe einer Ausleitungs- und/oder einer Nosodentherapie den Körper von den starken Nebenwirkungen der Antibiotika entlasten und so das körperliche Gleichgewicht wiederherstellen (→ Seite 69).

Chlamydien

Chlamydien sind kleine Mikroorganismen, die eine Zwischenstufe zwischen Bakterien und Viren darstellen und sich vor allem im Muttermund, in der Harnröhre oder in den Bartholinschen Drüsen ansiedeln (→ Seite 63). Sie äußern sich in verstärktem kontinuierlichem Ausfluß, der gelb, manchmal auch grünlich-blutig sein und Juckreiz verursachen kann. Chlamydien treten häufig auch völlig ohne Symptome auf, und es ist meist zunächst der Partner, der an den Beschwerden aufgrund einer Chlamydienansteckung leidet!

Wichtig! Die Gefahr einer Chlamydienentzündung besteht darin, daß sie unbehandelt zu einer Entzündung der Eileiter führen kann, die in der Folge durch Verwachsungen völlig verkleben können, was eine der häufigsten Ursachen für ungewollte Kinderlosigkeit ist (→ Seite 48). Deshalb wird eine Chlamydieninfektion immer antibiotisch behandelt, wobei der Partner unbedingt mitbehandelt werden sollte, selbst wenn bei ihm keine Chlamydien nachzuweisen sind. Umgekehrt gilt ebenfalls: Wenn nur bei Ihrem Partner eine Chlamydienentzündung festgestellt wird, sollten Sie sich unbedingt wegen der sehr schwerwiegenden Folgen dieser unangenehmen Infektion antibiotisch mitbehandeln lassen. **Partnerbehandlung**

Was können Sie tun?

Nachbehandlung: Seite 44.

Trichomonaden

Bei dieser durch kleine Einzeller verursachten Scheidenentzündung ist der Ausfluß schaumig, gelb-grünlich und riecht sehr unangenehm; dazu kommen ausgeprägtes Jucken und Brennen, auch beim Wasserlassen. Die Schamlippen sind gelegentlich rot und schmerzen. Vor der Periode können sich alle Beschwerden verschlimmern.

Partneruntersuchung Auch bei dieser Erkrankung sollte sich der Partner, selbst wenn sich bei ihm keine Symptome zeigen, unbedingt vom Urologen untersuchen lassen. Ist der ärztliche Befund beim Mann unauffällig, ist für die Frau eine Therapie mit dem Medikament Dequalidin in Form von Zäpfchen die sanfteste Behandlungsmethode. Allerdings ist mit diesem Medikament keine Partnerbehandlung möglich. Bei einer Infektion beider Partner muß ein Antibiotikum gegeben werden. **Wenn beide Partner betroffen sind**

Wichtig: Ausfluß aufgrund von Trichomonaden wird häufig mit dem Ausfluß aufgrund einer Aminkolpitis (→ Seite 57) verwechselt. Deshalb ist auch hier eine genaue ärztliche Diagnose erforderlich.

Zum Arzt!

Was können Sie tun?
Nachbehandlung: Seite 44.

Lues (Syphilis)
Das erste Anzeichen für Lues oder Syphilis ist ein schmerzloses Geschwür an den Schamlippen oder im Scheidenbereich, das erst nach ein bis zwei Wochen abheilt; während dieser Zeit besteht die größte Ansteckungsgefahr. In der zweiten Phase der Erkrankung erscheinen flache, nässende Warzen, die unbedingt durch eine ärztliche Untersuchung von Feigwarzen (→ Seite 65) unterschieden werden müssen, da die Behandlung bei Syphilis völlig anders ist.

Schwerwiegende Spätfolgen

Wichtig: Wird Syphilis nicht erkannt, kommt es nach einigen Jahren zu ernsthaften Erkrankungen unter anderem des Nervensystems. Deshalb sollten grundsätzlich alle Geschwüre und/oder Warzen im Schambereich vom Frauenarzt oder vom Hautarzt untersucht werden. Lues oder Syphilis bedarf immer einer antibiotischen Behandlung. Die Partnerbehandlung ist obligat.

Was können Sie tun?
Nachbehandlung: Seite 44.

Eileiterentzündung (Adnexitis)

Unter Eileiterentzündung (Adnexitis) versteht man eine akute, durch Bakterien verursachte eitrige Entzündung des Eileiters oder des gesamten Eileiter-Eierstock-Komplexes (→ Seite 10). Dabei treten Schmerzen im Unterleib auf, die meist von erhöhter Temperatur und einem »grippigen Gefühl« begleitet werden, und es kann – muß aber nicht – zu grün-gelblichem eitri-

Allgemeines Gefühl von Krankheit

gem Ausfluß kommen (eine Chlamydienentzündung etwa, die nicht immer Ausfluß verursacht, kann zu einer Eileiterentzündung führen, Seite 46).

Ursachen für eine Eileiterinfektion können sein:

- Ansteckung mit einer Geschlechtskrankheit (→ Seite 43)
- Die Spirale (→ Seite 23)
- Ein geschwächtes Immunsystem durch körperliche und/ oder seelische Belastung.

Wichtig! Bei Verdacht auf eine Eileiterentzündung sollten Sie möglichst umgehend Ihren Frauenarzt aufsuchen. Bei entsprechender Diagnose wird er Ihnen ein Antibiotikum verschreiben, da bei einer akuten Entzündung dieser Art immer die Gefahr einer Verklebung der Eileiter besteht, was Unfruchtbarkeit zur Folge haben kann. Die Antibiotikabehandlung ist hier sehr zu empfehlen, denn eine schnell behandelte Eileiterentzündung führt in den meisten Fällen zur vollständigen Genesung, und es treten keine Spätfolgen auf.

Blinddarmentzündung? Wichtig: Vor allem bei rechtsseitigen Unterbauchbeschwerden muß immer auch an eine Blinddarmentzündung gedacht werden. Bei Schmerzen dieser Art sollten Sie sich deshalb unverzüglich von Ihrem Arzt untersuchen lassen!

Was können Sie tun?

Nachbehandlung: Seite 44.

Enzymtherapie: Entzündungen treten normalerweise nicht auf, wenn das körpereigene Immunsystem richtig funktioniert. Es gibt jedoch mehrere Gründe für ein geschwächtes Immunsystem: Zum einen kann es durch seelische und körperliche Belastung beeinträchtigt werden, zum anderen durch wiederholte Virusinfektionen (zum Beispiel grippale Infekte, die häufig eine langandauernde Schwäche nach sich ziehen) sowie durch **Wichtig nach Antibiotika** wiederholte bakterielle Infektionen, die mit Antibiotika behandelt werden (zum Beispiel alle Geschlechtskrankheiten → Seite 43 oder eine Gebärmutterschleimhautentzündung → Seite 50). Bei einer akuten bakteriellen Entzündung stellt eine Enzymtherapie (zum Beispiel mit Phlogenzym® oder Wobenzym N®; rezeptfrei aus der Apotheke, Dosierung siehe Packungsbeilage) eine sinnvolle Unterstützung der Antibiotikatherapie dar; sie sollte mindestens bis drei Monate nach Abklingen der Symptome durchgeführt werden.

Durch die Enzyme wird zum einen die Blutversorgung in dem entzündeten Bereich verbessert, so daß die Antibiotika die betroffenen Stellen schneller erreichen, zum anderen werden mögliche entzündungsbedingte Verwachsungen schneller abgebaut.

Steigert die Wirkung

Folgebeschwerden nach einer Eileiterentzündung

Aufgrund von Verklebungen im Bereich der Eierstöcke und Eileiter sowie durch Verwachsungen in der Gebärmutter klagen viele Frauen nach einer überstandenen Eileiterentzündung über Unterleibsbeschwerden wie Ausfluß oder Schmerzen, die häufig vor oder nach der Periode auftreten.

Zum Arzt! Wichtig: Beschwerden nach einer Eileiterentzündung müssen grundsätzlich vom Frauenarzt abgeklärt werden, um eine erneute Entzündung auszuschließen.

Was können Sie tun?

Zeigt die Untersuchung, daß die Entzündung chronisch geworden ist, brauchen Sie keine erneute antibiotische Behandlung, sondern Sie können Naturheilmethoden einsetzen, die meist gute Erfolge zeigen.

Badetherapie (Balneotherapie): Eine Balneotherapie mit vom Arzt verordneten Zusätzen führt bei einer chronisch gewordenen, also einer sich mehrfach wiederholenden Eileiterentzündung fast immer zu einer Besserung der Beschwerden. Durch die intensive Wärmewirkung wird die Durchblutung in diesem Bereich angeregt, die körpereigene Abwehrkraft wird gestärkt. Eine Balneotherapie wird von den Krankenkassen – auch als Kur – gegen Vorlage eines Rezepts bezahlt.

Stärkt die Abwehrkraft

49

Wichtig: Eine Balneotherapie darf nicht bei einer akuten eitrigen Eileiterentzündung durchgeführt werden!

Diese Homöo-
pathika
können helfen

Homöopathie: Am besten ist eine konstitutionelle homöopathische Behandlung (→ Seite 72) durch einen erfahrenen Homöopathen. Sie können aber symptombezogen auch die »kleinen« Mittel einsetzen (→ Seite 72); in Frage kommen: Mercurius bijodatus D6 (Seite 80), Sepia D12 (Seite 82), Thuja D6 (Seite 84).
Enzymtherapie: Seite 48.

Gebärmutterschleimhautentzündung (Endometritis)

Ständige Schmerzen im Unterleib, vor allem oberhalb des Schambeins, können sowohl durch eine Entzündung des Gebärmutterhalses (entzündliche Ektopie) als auch durch eine Entzündung der Gebärmutterschleimhaut hervorgerufen werden. Diese Entzündungen werden durch Bakterien verursacht, die aus der Scheide durch den Muttermund in die Gebärmutterschleimhaut wandern und sich dort einnisten (zum Beispiel durch eine Spirale). Gelegentlich wird die Entzündung auch von anderen Entzündungsherden im Körper verursacht, deren Bakterien über die Blutbahn in die Gebärmutter gelangen. Eine Gebärmutterschleimhautentzündung tritt selten allein auf, sondern meistens in Verbindung mit einer Eileiterentzündung (→ Seite 47).

Durch
Bakterien
verursacht

Bei einer Endometritis ist das gesamte körpereigene Abwehrsystem betroffen, das heißt, es kann entweder hohes Fieber oder aber auch dauerhaft erhöhte Temperatur auftreten. Der gesamte Beckenraum tut weh; Geschlechtsverkehr, aber auch Wasserlassen und Stuhlgang verursachen ein Gefühl des Wundseins. Manche Frauen empfinden einen ziehenden Schmerz, der sich anfühlt, als käme er von beiden Eierstöcken, und häufig in beide Leisten oder auch in die Oberschenkel zieht. Dazu kommen vermehrter Ausfluß, der gelb-grün oder eitrig-blutig sein kann und häufig unangenehm riecht, sowie andauernde Schmierblutungen mit entweder hellrotem oder dunkelbraunem (= altem) Blut. Die Periode selbst ist stärker als sonst, übelriechend, das Blut ist häufig dunkel. In diesem Stadium kann es zu vermehrten Perioden-schmerzen kommen.

Zum Arzt!

Wichtig: Treffen einige dieser Anzeichen auf Sie zu, sollten Sie möglichst umgehend Ihren Frauenarzt aufsuchen, vor allem dann, wenn Sie eine Spirale zur Empfängnisver-hütung tragen.

Mit Hilfe eines Abstrichs, einer vorsichtigen gynäkologischen Untersuchung und einer Urinprobe (um festzustellen, ob vielleicht eine Blasenentzündung vorliegt) sowie einer Blutunter-suchung läßt sich eine genaue Diagnose erstellen. Wenn Sie eine Spirale tragen, wird der Arzt sie wahrscheinlich entfernen, da der Körper sich nicht selbst heilen kann, wenn er einen Fremdkörper in sich hat.

Behandlung mit Antibiotika

Bei einer Gebärmutterschleimhautentzündung ist eine antibiotische Behandlung das Mittel der Wahl; sie muß so lange durchgeführt werden, bis die bakteriologischen Abstriche negativ und die Beschwerden abgeklungen sind. Die meisten Ärzte verordnen zusätzlich zur antibiotischen Behandlung entzündungshemmende Präparate, die gleichzeitig die Schmerzen lindern.

Was können Sie tun?

Enzymtherapie: Seite 48.
Nachbehandlung: Seite 44.

Versprengte Gebärmutterschleimhaut (Endometriose)

Endometriose ist eine Erkrankung, die im Zusammenhang mit der Gebärmutterschleimhaut steht. Dabei kann sich die Gebärmutterschleimhaut entweder tiefer in die Muskelwand der Gebärmutter einnisten (Endometriosis interna), oder aber sie siedelt sich außerhalb der Gebärmutter in der Bauchhöhle und an den Eierstöcken an (Endometriosis externa).

Endometriosis interna

Endometriosis externa

Diese kleinen Nester von »versprengtem« Gebärmutterschleimhautgewebe reagieren ebenso auf die hormonell bedingten Schwankungen des Zyklus wie die normale Gebärmutterschleimhaut: Wenn es zur Periodenblutung kommt, läuft das Blut aus der versprengten Schleimhaut in das sie umgebende Gewebe. Dies kann zu unterschiedlichen Arten von Schmerzen führen, die durch Spannungen in der Bauchhöhle oder im Gewebe verursacht werden. Allerdings haben auch viele Frauen Endometriose, ohne daß sie deshalb an Beschwerden leiden.

Die Endometriosis interna führt dazu, daß die Gebärmutter sich während des Zyklus vergrößert und zunehmend Druckschmerz verursacht beziehungsweise berührungsempfindlicher wird; vor allem während der Periode schmerzt dann die gesamte Gebärmutter.

Eine Endometriosis externa kann unterschiedliche Beschwerden verursachen, je nachdem, wo im Körper sich die Nester befinden. Sie können an der Oberfläche der Beckenorgane, auf dem Bauchfell sowie auf der Oberfläche des Darms oder der Blase sitzen. Relativ häufig sind auch die Eierstöcke befallen, wobei große »Schokoladenzysten« entstehen können (Zysten, die mit dunkelbraunem, also altem Blut gefüllt sind). Mit jeder Regelblutung wird die Zyste größer, bis sie schließlich Schmerzen verursacht.

»Schokoladenzysten«

Exakt diagnostizieren läßt sich eine Endometriose nur mit Hilfe einer Bauchspiegelung (Laparoskopie), bei der auch etwas Gewebe entnommen wird. Kleine Endometrioseherde werden dann meist durch (Laser-)Hitze zerstört, während »Schokoladenzysten« an den Eierstöcken ausgeschält werden.

Diagnose durch Bauchspiegelung

Eine zweite »Diagnosemöglichkeit« – ohne Bauchspiegelung –, die gleichzeitig eine Therapie ist: Die Periode wird durch die Einnahme eines gut verträglichen Gelbkörperhormons künstlich unterdrückt. So wird eine »Scheinschwangerschaft« erzeugt, bei der kein Östrogen mehr produziert wird. Da die Endometrioseherde zum Wachsen jedoch Östrogen benötigen, trocknen sie allmählich aus. Lassen die Beschwerden nach oder verschwinden sie vollständig – nach drei bis sechs Monaten –, kann man davon ausgehen, daß eine Endometriose vorgelegen hat. Als Therapie eingesetzt ist diese Vorgehensweise am erfolgreichsten im Anschluß an eine Bauchspiegelung, bei der die Herde bereits verkleinert wurden.

Hormonelle Therapie

Bei einer neueren, immer häufiger angewandten Behandlungsmethode wird der Körper im Anschluß an die Bauchspiegelung durch Hormongaben in eine »Scheinmenopause« (»Scheinwechseljahre«) versetzt, bei der die Produktion sowohl von Östrogen als auch von Progesteron (Gelbkörperhormon) gestoppt wird; dadurch trocknen die Herde vollständig aus, und nach drei bis sechs Monaten gibt es nur noch selten Beschwerden. Allerdings ist diese Therapie mit vielen unangenehmen Nebenwirkungen verbunden, wie sie manche Frauen in den Wechseljahren erleben (→ Seite 32). Wird sie außerdem zu lange durchgeführt, kann es zu einer Osteoporose kommen.

Mit dem Arzt besprechen

Ob eine solche Therapie notwendig ist, muß nach ausführlicher Besprechung und Überlegung mit dem behandelnden Frauenarzt entschieden werden. Meines Erachtens kommt es auf den jeweiligen Beschwerden- und Leidensdruck der Patientin an. Außerdem darf man nicht vergessen, daß bei einer unbehandelten Endometriose die Herde langsam, aber ständig wachsen. Je nachdem, wo sie liegen, kann es dann zu einem Durchbruch kommen: Ein Endometrioseherd, der zum Beispiel hinter der Scheide und auf der Darmwand liegt, kann unter Umständen in den Darm einbrechen und Darmblutungen verursachen; ebenso kann auf diese Weise der Darminhalt in die Bauchhöhle gelangen.

Mögliche Komplikationen

Das gleiche gilt für einen Herd, der auf der Blase liegt. Nach einigen Monaten kann dieser Endometrioseherd in die Blase hineinbrechen und dadurch Blasenblutungen hervorrufen. Darüber hinaus können Endometrioseherde zu Verwachsungen führen, die wiederum Beschwerden verursachen und zu Unfruchtbarkeit führen können.

Auch nach einer erfolgreichen Behandlung, entweder durch eine Operation oder durch eine Hormontherapie, gibt es keine Garantie, daß die Endometrioseherde nicht erneut auftreten.

Der Grund für die Entstehung einer Endometriose ist nicht genau geklärt. Man vermutet, daß sie sowohl genetisch, also durch Vererbung, als auch hormonell bedingt sein kann; ebenso wird eine geschwächte Immunabwehr als mögliche Ursache angesehen.

Konflikt zwischen Herz und Verstand

Endometriose wird häufig auch in Zusammenhang mit Kinderlosigkeit gebracht; es gibt jedoch viele Frauen, die problemlos Kinder ausgetragen haben und trotzdem an Endometriose leiden, und umgekehrt sind kinderlose Frauen nicht unbedingt von Endometriose betroffen. Dennoch liegt bei Endometriose häufig ein Konflikt zwischen Verstand und Herz vor, an dem vor allem »Karrierefrauen« leiden. Bei ihnen ist der Wunsch nach Kindern oft ambivalent – sie wollen zwar »mit dem Verstand« irgendwann später einmal ein Kind bekommen, doch mit dem Herzen wollen sie es nicht. Ein körperlicher Ausdruck für diese Ambivalenz ist die Tatsache, daß Frauen mit Endometriose häufig unfruchtbar sind.

Was können Sie tun?

Wichtig: Bevor Sie sich selbst behandeln, sollten Sie sich darüber im klaren sein, daß ein größerer Herd, der nicht regelmäßig ärztlich kontrolliert wird, einen Durchbruch in den Darm oder die Blase verursachen kann. Deshalb darf eine Selbstbehandlung immer nur nach Rücksprache mit dem Arzt und begleitend zur ärztlichen Therapie erfolgen.

Stärkung der Abwehrkraft

Enzymtherapie: Enzyme verhindern die Neuentstehung von Verwachsungen und helfen beim Abbau alter Verwachsungen. Außerdem wird die Blutversorgung zum vernarbten Beckengewebe verbessert (→ Seite 48).

Rizinusölwickel: Dieser Wickel, zwei Monate lang zwei- bis dreimal wöchentlich angewendet, verbessert die Durchblutung und entspannt zugleich (→ Seite 91).

Akupunktur: Eine Akupunktur kann helfen, den gestörten Energiefluß anzuregen. Hier brauchen Sie jedoch einen erfahrenen Fachmann (Adressen, die weiterhelfen, → Seite 108).
Homöopathie: Eine konstitutionelle homöopathische Behandlung ist die beste Möglichkeit, eine Endometriose ursächlich zu behandeln. Eine Konstitutionstherapie kann auch dann helfen, wenn die Endometriose zwar bekannt ist, aber keine Beschwerden verursacht. Dadurch wird das Immunsystem gestärkt und der Seele geholfen, mit ihrem Zwiespalt zurechtzukommen. Die »kleinen« Mittel wirken hier nur symptombezogen (→ Seite 72); in Frage kommen: Erigeron canadensis D6 (Seite 76), Ipecacuanha D6 (Seite 77).

Diese Homöopathika können helfen

Scheidenentzündung durch Pilze

Eine häufige Ursache für eine Scheidenentzündung ist ein Hefepilz. Oft ist der Verursacher des mit dieser Entzündung verbundenen lästigen, juckenden Ausflusses der Candidapilz (Candida albicans), der meist infolge eines geschwächten Immunsystems auftritt (etwa nach einer Antibiotikabehandlung oder bei großem seelischen und/oder körperlichen Streß).

Ursache: Geschwächtes Immunsystem

Als erstes kommt es zu leichtem Juckreiz, der meist gleich nach der Periode oder nach dem Geschlechtsverkehr auftritt und sich entweder nur in der Scheide oder nur im Schamlippenbereich, oder aber an beiden Stellen bemerkbar macht. Dann folgt der typische Ausfluß, der ähnlich einem Frischkäse weiß-krümelig oder auch gelblich ist. Gelegentlich verursacht der Candidapilz Brennen statt Jucken, vor allem bei fortgeschrittener Entzündung. Die Schamlippen sind dann oft stark gerötet, und in diesem Stadium brennt es sogar beim Wasserlassen. Hefepilze können sich auch im Darm ansiedeln und Magen-Darm-Beschwerden hervorrufen; sie können aber auch ohne jegliche Beschwerden auftreten.
Dehnt sich der Juckreiz vom After bis zu den Schamlippen aus, kann dies eine Schimmelpilzinfektion anzeigen, bei der kein Ausfluß auftritt. Diese Form der Entzündung entsteht häufig zunächst im Darm und breitet sich nach vorne in Richtung Scheide aus.

Wichtig! Bitte beachten Sie: Je früher eine Hefe- oder Schimmel-pilzentzündung erkannt und behandelt wird, desto leichter ist sie zu beherrschen. Suchen Sie deshalb Ihre Frauen-ärztin möglichst frühzeitig auf, um sich untersuchen zu las-sen – selbst dann, wenn Sie die Erkrankung schon ken-nen. Wichtig ist auch, daß Ihr Partner ärztlich untersucht und gegebenenfalls behandelt wird.

Der rechtzeitige Arztbesuch ist auch deshalb so wichtig, weil bei Scheidenentzündungen nicht selten neben der Pilz-infektion auch eine Mischinfektion (Aminkolpitis, → Seite 57) besteht. Sonst behandeln Sie vielleicht nur den Pilz, während sich die Bakterien der Mischinfektion vermehren und sich die Entzündung trotz richtiger Pilzbehandlung verschlimmern kann.

Was können Sie tun?

Ernährung: Bei vielen Pilzinfektionen ist eine sofortige Ernäh-rungsumstellung erforderlich (→ Seite 106).

Aromatherapie: Tea-Tree-Öl hilft ausgezeichnet durch seine pilzabtötende Wirkung (→ Seite 101).

Homöopathie: Am besten ist eine konstitutionelle Behandlung durch einen erfahren Homöopathen (→ Seite 72). Sie können jedoch symptombezogen auch die »kleinen« Mittel zur Stär-kung der Abwehrkraft einsetzen (→ Seite 72); in Frage kom-men: Borax D6 (Seite 74), Hydrocotyle asiatica D4 (Seite 77), Lilium tigrinum D6 (Seite 78), Kreosotum D6 (Seite 77), Pulsa-tilla (Seite 81). **Diese Homöo-pathika können helfen**

Medikamente: Exmykehl-Zäpfchen® (rezeptfrei aus der Apo-theke; Anwendung siehe Packungsbeilage) regen das körper-eigene Abwehrsystem an. Sie sind sehr wirksam in Verbin-dung mit einer Joghurtbehandlung.

Joghurtbehandlung: Sehr wichtig! Bei mehr als 90% aller Frauen verursachen Candidapilze in der Scheide nach einer Joghurtbehandlung keine Beschwerden mehr (→ Seite 92).

Diese Heil-pflanzen können helfen Phytotherapie: Pilzabtötend wirken auch Knoblauch (Seite 96), Lebensbaum (Seite 97), Myrrhe (Seite 98), Ulmenrinde (Sei-te 98) sowie Teemischung 8 (Seite 100).

Aminkolpitis (Bakterielle Vaginose)

Aminkolpitis ist eine Mischinfektion in der Scheide, die durch mehrere Baktierienarten verursacht wird und sich in gelbem oder grünem Ausfluß mit unangenehmem fischähnlichen Geruch zeigt. Häufig ist der Ausfluß sehr gering, er kann aber auch sehr stark sein. Während er bei manchen Frauen keine weiteren Beschwerden verursacht, wird er von anderen als juckend oder brennend beschrieben.
Wenn der Frauenarzt eine Aminkolpitis bei Ihnen feststellt, sollten Sie Ihren Partner bitten, einen Urologen aufzusuchen, da diese Erkrankung beim Mann zu einer chronischen Entzündung in der Vorsteherdrüse (Prostata) führen kann.

Zum Arzt!

Wichtig: Bei Verdacht auf Aminkolpitis sollten Sie eine genaue ärztliche Diagnose einholen. Vor allem bei einer bestehenden Schwangerschaft muß eine Aminkolpitis, selbst wenn sie ohne Beschwerden verläuft, unbedingt behandelt werden: Durch die Aminbakterien verwandelt sich das normalerweise gesunde saure Scheidenmilieu in ein stark basisches Milieu, was zu einer Reizung des Muttermunds führt, die wiederum einen vorzeitigen Blasensprung und/oder vorzeitige Wehen auslösen kann.

Was können Sie tun?

Diese Homöopathika können helfen

Homöopathie: Hier können Sie symptombezogen die »kleinen« Mittel einsetzen (→ Seite 72); in Frage kommen: Acidum nitricum D6 (Seite 72), Mercurius solubilis D12 (Seite 79), Sepia D12 (Seite 82), Sulfur D6 (Seite 84) sowie eine homöopathische Spülmischung für die Scheide (Seite 87).
Aromatherapie: Tea-Tree-Öl (→ Seite 101) hilft durch seine keimtötende Wirkung.
Joghurtbehandlung: Eine Joghurtbehandlung (→ Seite 92) – mindestens 10 Tage lang, jeweils über Nacht – ist auch bei der Aminkolpitis sehr sinnvoll, da dadurch der pH-Wert in der Scheide drastisch gesenkt wird und die Scheide wieder ihr natürliches saures Milieu zurückgewinnt, in dem die Milchsäurebakterien des Joghurts gedeihen und die Aminbakterien allmählich verdrängt werden.

Der pH-Wert wird gesenkt

Medikamente: Vagiflor® oder Döderleinmed® (rezeptfrei aus der Apotheke; Anwendung siehe Packungsbeilage) enthalten Milchsäurebakterien und wirken ähnlich wie eine Joghurt-behandlung.

Gut verträglich

● Dequalidin: Wenn eine Joghurtbehandlung beziehungsweise Vagiflor® oder Döderleinmed® nicht ausreichen, empfiehlt sich Dequalidin als Gel oder Zäpfchen (rezeptfrei aus der Apotheke; Anwendung siehe Packungsbeilage), das Bakterien und Hefe- wie Schimmelpilze abtötet. Es wirkt lokal und ist sehr gut verträglich. Bei einer Aminkolpitis ist die Partnerbehandlung zwar nicht Pflicht, aber dringend anzuraten.

Ausfluß und Pille

Wenn Sie die Pille nehmen, kann es geschehen, daß Sie einen kontinuierlichen dicken weiß-gelblichen Ausfluß haben – so lange er keine Beschwerden verursacht, ist er völlig normal.
Treten jedoch Beschwerden auf, könnte ein Hefepilz die Ursache sein. Dies liegt an der durch die Pille bedingten Veränderung des Zuckerstoffwechsels, wodurch ideale Bedingungen für das Wachstum der Pilze geschaffen werden. Eine weitere mögliche Ursache ist eine Aminkolpitis. Während Pillen mit hohem Progesterongehalt häufiger zu einer Candidainfektion führen, begünstigen die stärker östrogenhaltigen Pillen eher eine Aminkolpitis.

Was können Sie tun?
Phytotherapie: Bei unspezifischem, das heißt nicht infektiös bedingtem reichlichen Ausfluß helfen Scheidenspülungen mit Eichenrinde (Seite 94) oder Goldkreuzkraut (Seite 94).

Diese Heilpflanzen können helfen

Ein Wort zur Intimpflege

Viele Frauen, die häufig von Pilzen und/oder Bakterien im Scheidenbereich befallen werden, waschen den Intimbereich mehrmals täglich – meist mit parfümierten Seifen und Duschgels. Manche Frauen machen zudem routinemäßig Scheidenspülungen und tragen aus Hygienegründen auch außerhalb der Periode eine Slipeinlage. Eine solcherart übertriebene Reinlichkeit begünstigt Scheidenentzündungen, da die natürlichen Milchsäurebakterien, die uns normalerweise vor Infektionen schützen, auf diese Weise entfernt werden und so die Immunabwehr des Körpers geschwächt wird. Durch das ständige Tragen von Slipeinlagen, die häufig eine Plastikschicht haben, damit Periodenblut oder Ausfluß nicht durchsickern, wird außerdem der Sauerstoffaustausch im Intimbereich verhindert, wodurch sich manche Bakterienarten schneller vermehren. Ebenso schädlich sind auch die häufigen Scheidenspülungen, weil sie das Eindringen von unerwünschten Bakterien in die Scheide fördern.

Schwächung der Immunkraft

Wasser genügt

Wenn Sie den Intimbereich einmal täglich mit Wasser abduschen und dabei vermeiden, daß Seife oder andere Waschlotionen in die Scheide gelangen, tun Sie bereits viel für Ihre Gesundheit und Ihren Körper; ebenso, wenn Sie locker sitzende Baumwollunterwäsche und möglichst weder Strumpfhosen noch zu enge Hosen tragen; so wird der gesamte Bereich gut belüftet – und die schädlichen Bakterien, die zum Teil nur ohne Sauerstoff gedeihen, können sich nicht vermehren.

Sehr empfindliche Haut kann zusätzlich durch in der Wäsche verbliebenes Waschmittel gereizt werden. Das läßt sich vermeiden, indem Sie dem letzten Spülgang in der Waschmaschine anstelle eines Weichspülers Essig oder Zitronensaft zugeben. Die Wäsche wird dadadurch eher »sauer«, und letzte Seifenreste werden entfernt.

Wenn Sie häufig an Scheidenentzündungen leiden, sollten Sie lieber duschen als baden. Wenn Sie dennoch baden möchten, geben Sie etwas Zitrone oder Essig ins Badewasser, das häufig Seife und/oder Schaumzusätze enthält, die die normalen Milchsäurebakterien beeinträchtigen. Wenn Sie nach dem Bad (auch nach einem Schwimmbadbesuch in chlorhaltigem Wasser!) eine Joghurtbehandlung (→ Seite 92) machen, ersetzen Sie die fehlenden Milchsäurebakterien sofort. Es kommt gar nicht erst zu einer Verschiebung des Gleichgewichts in der Scheide, das heißt, Candida und andere Pilze können sich nicht so leicht ansiedeln.

Besser duschen als baden

Schmerzen im Bereich der Scheide und der äußeren Genitalien

Schamlippen und äußerer Scheidenbereich bestehen nicht aus Schleimhaut, sondern aus widerstandsfähiger Haut. Das bedeutet, daß alle bekannten Hauterkrankungen auch an diesen Stellen auftreten können. Wenn Sie etwa eine Trockenheit im äußeren Genitalbereich oder am Scheideneingang spüren oder die Scheide juckt und/oder brennt, heißt dies nicht unbedingt, daß eine Entzündung vorliegt. Neurodermitis, Schuppenflechte und sogar Windpocken können auch im Scheiden- und Schamlippenbereich auftreten! Oft wird eine juckende Rötung im Genitalbereich automatisch als Pilz behandelt. Erst nach drei- oder viermaliger erfolgloser Behandlung wird dann an eine Hauterkrankung gedacht – zum Beispiel an ein Ekzem, das an einer anderen Körperstelle entwickelt, aber jetzt auch im Schambereich auftritt.

Wird oft übersehen

Wichtig: Wenn Sie eine auffallende Stelle im Schamlippenbereich haben, die trotz ärztlicher Behandlung immer weiter Beschwerden verursacht, sollten Sie Ihren Frauenarzt oder Hautarzt aufsuchen, um eine genaue Diagnose erstellen zu lassen.

Zum Arzt!

Krebserkrankungen der Schamlippen sind gelegentlich schwer zu diagnostizieren. Sie können wie Geschwüre aussehen oder sich als rote, juckende Stellen zeigen, ebenso als weiße, flache, unauffällige Stellen wie auch als kleine braune, erhabene Stellen oder als schmerzlose Bläschen. Hier läßt sich die Diagnose nur durch eine kleine Gewebsprobe (Biopsie) sichern. Eine solche Biopsie ist deshalb so wichtig, weil man Schamlippenkrebs häufig bereits in einem Frühstadium feststellen kann, also bevor er sich in das Gewebe unter der Haut ausbreitet. In diesem Fall ist die Behandlung relativ leicht, und die Chancen für eine Heilung sind ziemlich groß. Deswegen ist bei allen auffälligen Stellen an der Scheide oder im Schamlippenbereich immer größte Aufmerksamkeit geboten.

Gute Chancen für eine Heilung

Herpes genitalis (Herpes simplex)

Diese durch Viren verursachte, äußerst ansteckende Erkrankung ist eine der schmerzhaftesten und unangenehmsten Entzündungen im Genitalbereich. Beim ersten Ausbruch der Krankheit, die mit erhöhter Temperatur und Grippesymptomen wie Muskel- und Gliederschmerzen einhergeht, fühlen sich die meisten Frauen sehr krank. Der gesamte Schambereich brennt, ist häufig tiefrot und übersät von kleinen flüssigkeitsgefüllten Bläschen, die nach einigen Tagen aufplatzen und sich oft sekundär infizieren. Die Entzündung kann ein bis zwei Wochen andauern, bevor sie langsam abklingt. Nicht nur das Brennen ist extrem schmerzhaft, sondern auch das Wasserlassen wird in dieser Zeit fast unmöglich. Ein Herpesbläschen in der Nähe der Harnröhre kann sogar zu einer Harnsperre führen, das heißt zur vollständigen Unfähigkeit, Wasser zu lassen. Dann muß der Arzt einen Katheter in Harnröhre und Blase einführen, durch den der Harn abfließen kann. Gelegentlich ist die Erstentzündung unsichtbar, weil sie am Muttermund oder in der Scheide sitzt. Hier verursacht sie wenig oder keine Schmerzen und Sie merken gar nicht, daß Sie infiziert worden sind. Die erste Ansteckung erfolgt meist durch sexuellen Kontakt mit einem Partner mit einem offenen Herpesbläschen, weil sich die Viren in der Bläschenflüssigkeit befinden.

Sind Sie einmal infiziert worden, bleiben die Viren im Körper und können jederzeit einen erneuten Ausbruch der Krankheit auslösen, die dann allerdings selten so ausgeprägt verläuft wie die erste Entzündung (primäre Infektion). Das Aufflackern (Rezidiv) einer Herpesentzündung kann selten oder auch regelmäßig stattfinden, wobei die körpereigene Abwehrkraft (Immunsystem) eine wichtige Rolle spielt. Wenn Sie durch körperliche oder seelische Belastung, etwa durch Überarbeitung oder einen Konflikt mit Ihrem Partner, »unter Druck« stehen, kann Ihr Immunsystem soweit geschwächt werden, daß es zu einem erneuten Ausbruch von Herpes kommt. Bei manchen Frauen etwa treten die Herpesbläschen regelmäßig einmal im Monat – entweder während der Periode oder zum Zeitpunkt des Eisprungs – auf, während andere Frauen bemerken, daß sie einen Herpesanfall nur in bestimmten Situationen bekommen, in denen sie sich überlastet fühlen.

Eine äußerst schmerzhafte Infektion

Die Viren bleiben im Körper

Geschwächtes Immunsystem

61

Zum Arzt!

Wichtig: Bei einer Infektion mit Herpes genitalis sollten Sie unbedingt Ihren Frauenarzt aufsuchen, da die Entzündung auf jeden Fall behandelt werden muß. Dies gilt in besonderem Maß bei einer Schwangerschaft, da eine Entbindung bei einer bestehenden Herpesentzündung mit offenen Bläschen für das Ungeborene gefährlich sein kann; die Bläschen müssen ausgetrocknet sein, bevor das Kind zur Welt kommt. Wenn es sich um eine Erstentzündung der Schamlippen handelt, wird Ihnen der Arzt dringend zu einem Kaiserschnitt raten, damit Ihr Kind bei der Geburt nicht infiziert wird.

Was können Sie tun?

Medikamente: Bei einer Herpes simplex-Infektion wird Ihnen der Arzt entweder Aciclovir® oder Loma herpan® verschreiben. Aciclovir® ist ein stark wirkendes chemisches Präparat ohne Nebenwirkungen, das die Vermehrung der Viren aufhält. Bei einer Erstinfektion wird es oral (als Tabletten) sowie lokal (als Salbe) eingesetzt. Wenn Sie immer wieder Herpes bekommen, ist es ratsam, diese Salbe immer griffbereit zu haben, um sie bereits beim ersten Anzeichen für einen neuen Herpesausbruch (es kribbelt normalerweise unter der Haut) sofort auf die betroffene Stelle aufzutragen. Sobald das Bläschen da ist, ist es bereits zu spät, um die Entzündung aufzuhalten.

Bei den ersten Anzeichen

Loma herpan® ist eine pflanzliche Salbe auf der Grundlage von Melisse und hilft ebenso effektiv wie Aciclovir®. Auch hier müssen Sie die Salbe schon beim ersten Warnsignal auftragen, um einen Ausbruch zu verhindern.

Homöopathie: Am besten ist eine tiefgreifende konstitutionelle Behandlung (→ Seite 72), bei der das Immunsystem gestärkt und so die Häufigkeit der Rezidive vermindert wird. Zur Linderung der sehr unangenehmen Beschwerden sind die »kleinen« Mittel sehr hilfreich (→ Seite 72); in Frage kommen:

Diese Homöopathika können helfen

Arsenicum album D6 (Seite 73), Pulsatilla D12 (Seite 81), Rhus toxicodendron D12 (Seite 82), Sepia D12 (Seite 82).

Phytotherapie: Myrrhe (Seite 98), Teemischung 9 (Seite 101).

Aromatherapie: Tea-Tree-Öl (→ Seite 101) hat sich durch seine stark keimtötende Wirkung bei Herpes genitalis (aber auch bei

Herpes labialis = Herpesbläschen an den Lippen) als hervor-
ragendes Vorbeugemittel erwiesen.

Ernährung: Um einem Ausbruch von Herpes genitalis vorzubeugen, nehmen Sie sofort beim Wahrnehmen des ersten
Kribbelns über den Tag verteilt insgesamt 5 g Vitamin C und
100 mg Zink zu sich, am besten zu den Mahlzeiten, und zwar
solange, bis Sie kein Kribbeln mehr spüren, sowie 12 Knoblauchkapseln auf einmal. In der darauffolgenden Woche nehmen Sie regelmäßig drei Knoblauchkapseln pro Tag ein.

Zur Vorbeugung

> Wichtig: Wenn Sie schwanger sind und zu Herpes genitalis
> neigen, sollten Sie auch ohne Anzeichen für einen Ausbruch
> täglich 2 Knoblauchkapseln zur Vorbeugung einnehmen.

Entzündung der Bartholinschen Drüsen

Die Bartholinschen Drüsen befinden sich am Scheideneingang
und sondern bei sexueller Erregung eine Flüssigkeit ab. Da der
Eingang zur Drüse sehr eng ist, kann es durch eindringende
Keime zu einer aufsteigenden Infektion in der Drüse beziehungsweise im Drüsengang kommen, die zu einer schmerzhaften Knotenbildung und – bei einem Stau – zu einem Abszeß
(»Pseudo-Abszeß«) führen kann (→ Seite 64). Gelegentlich
wird auch der Eingang der Drüse blockiert, ohne daß es zu
einer Entzündung kommt, dafür aber kann sich eine Zyste
bilden:

Durch Keime verursacht

Bartholinsche Zyste

Eine Bartholinsche Zyste äußert sich als Knoten am Scheideneingang, entweder rechts oder links. Dieser Knoten ist jeweils
mit Flüssigkeit gefüllt und kann erbsen- bis pflaumengroß werden. Er ist prall elastisch und nur jeweils so schmerzhaft, wie
es der Dehnung des Gewebes entspricht. Bei sehr großen
Zysten verursacht dies Beschwerden beim Hinsetzen (Druck-
gefühl) und mechanische Probleme beim Geschlechtsverkehr.
Der Knoten kann größer werden, er kann sich aber auch verklei-
nern, ohne daß Anzeichen für eine Entzündung auftreten – der
Knoten ist also weder schmerzhaft noch rot oder heiß.

Mechanische Probleme

63

Wird die Zyste sehr groß und verursacht sie dadurch mechanische Probleme, ohne daß Anzeichen für eine Entzündung bestehen, wird der Frauenarzt das Ausschälen der Zyste vorschlagen. Bei dieser Operation, die unter Vollnarkose durchgeführt wird, wird der Eingang zur Drüse erweitert, damit sich nicht erneut Zysten bilden können.

In seltenen Fällen kann es bei einer Bartholinschen Zyste auch zu einer sekundären Infektion, das heißt zu einer Entzündung der Bartholinschen Drüse kommen; in diesem Fall ist eine Operation meist unvermeidbar.

Was können Sie tun?

Diese Homöo-pathika können helfen

Homöopathie: Hier können Sie gut die »kleinen« Mittel einsetzen (→ Seite 72); in Frage kommen: Graphites D6 (Seite 76), Sabina D6 (Seite 82), Silicea D6 (Seite 84).

Bartholinscher Abszeß (»Pseudo-Abszeß«)

Bei einer Entzündung entsteht ein sehr schmerzhafter Knoten am Scheideneingang, der rot, erhaben und geschwollen ist. Der Schmerz ist häufig pochend, schneidend oder klopfend.

Ein solcher Abszeß wird unter Vollnarkose geöffnet, damit der Eiter abfließen kann. Wird ein Drüsenabszeß nicht operiert, besteht die Gefahr, daß er sich nach außen in Richtung der Schamlippen öffnet und sich eine Fistel bilden kann. (Als Fistel wird ein »falscher Weg« bezeichnet, der von einer Drüse an die Körperoberfläche führt.)

Was können Sie tun?

Homöopathie: Die homöopathische Behandlung eines Bartholinschen Abszesses ist häufig sehr erfolgreich. Hier führen sowohl eine konstitutionelle Therapie durch einen erfahrenen Homöopathen (→ Seite 72) als auch die »kleinen« Mittel, richtig eingesetzt, zu einem schnellen Erfolg (→ Seite 72); in Frage kommen: Belladonna D6 (Seite 74), Hepar sulfuris D12 (Seite 76), Thuja D6 (Seite 84), Silicea D6 (Seite 84).

Diese Homöo-pathika können helfen

Phytotherapie: Während der Heilungsphase ist ein Kamillensitzbad sehr hilfreich (→ Seite 91), das dreimal täglich durchgeführt werden sollte.

Feigwarzen (Condylomata acuminata)

Feigwarzen sind sehr weit verbreitet, sie werden allerdings von vielen Frauen gar nicht bemerkt. Unter Feigwarzen versteht man schmerzlose warzenähnliche Gewächse auf den Schamlippen oder in der Scheide, die als breite, leicht erhabene weißliche Flecken auftreten, aber auch klein, spitz und hart sein können. In der Scheide oder am Scheideneingang, wo es feucht ist, sind sie meist etwas weicher. Die Feigwarzen können Juckreiz hervorrufen, und nicht selten kommt es zu einer Warzenentzündung auf Schamlippen oder Scheide, verbunden mit Ausfluß und einer Scheideninfektion. **Bleiben oft unbemerkt**

Die Warzen werden durch den HP-Virus verursacht (Humanes Papillom Virus), der höchst ansteckend ist. Bei einem HP-Virus besteht die Gefahr, daß er unter Umständen zu einem Hautkrebs an Schamlippen, Scheide oder Muttermund (beim Mann am Penis) führen kann. Viele Menschen aber tragen den HP-Virus in sich, ohne es zu wissen, weil keine Warzen auftreten, und stecken auf diese Weise den Partner unwissentlich an. Deshalb kann niemand mit absoluter Sicherheit eine Weitergabe des Virus ausschließen.

Die Viren bleiben im Körper Auch nach einer Entfernung der Warzen bleibt der Virus im Körper, und es kann noch Jahre später zu erneuter Warzenbildung oder zu Veränderungen am Muttermund kommen. Dieses Wiederaufflackern eines schlummernden Virusinfektes ist der gleiche Vorgang wie beim Herpes simplex-Virus (→ Seite 61) und wird durch eine Abwehrschwäche verursacht, die häufig eine Folge großer körperlicher und seelischer Belastung ist.

Wichtig: Bei Verdacht auf Feigwarzen sollten Sie die Ursache von Ihrem Frauenarzt unbedingt abklären lassen, um einen Schamlippenkrebs sicher ausschließen zu können. Wichtig ist, daß der gesamte Bereich der Schamlippen sowie Scheide und Muttermund untersucht werden, da es nichts bringt, wenn nur die äußeren Warzen erkannt und behandelt, innere Warzen aber übersehen werden. **Zum Arzt**

Lokale Behandlung

Treten nur vereinzelte Warzen auf und ist der Krebsabstrich von Muttermund und Schamlippen unauffällig, wird Ihr Frauenarzt eine lokale Behandlung durchführen: Durch Betupfen der Warzen mit Podophyllum (ein Harz, das aus der Berberitzenwurzel gewonnen wird) wird der Zellteilungsprozeß unterbrochen, und die Warzen fallen bald darauf ab. Diese Behandlung können Sie nach den ersten paar Sitzungen bei Ihrem Arzt auch selbst zu Hause weiterführen. Für Warzen in der Scheide oder im Muttermund benutzt der Arzt Trichloressigsäure, die sie wegätzt. Eine andere Möglichkeit ist eine Kältebehandlung, bei der die Warzen tiefgefroren werden. Allerdings kann diese Methode – sie dauert ein bis zwei Wochen mit mehreren Sitzungen – sehr schmerzhaft sein. Die Warzen können auch durch Elektrokoagulation unter Narkose entfernt, also weggebrannt werden. Eine weitere, relativ schmerzlose Möglichkeit ist, sie mit Hilfe einer elektrischen Schlinge wegzuschneiden.

Laserbehandlung

Bei Befall größerer Hautflächen, oder wenn der Krebsabstrich auffällige Veränderungen entweder am Muttermund oder an den Schamlippen zeigt, wird der Arzt eine Laserbehandlung vorschlagen, die je nach Größe der befallenen Fläche bei lokaler Betäubung oder unter Vollnarkose durchgeführt wird. Bei stärkerem Befall oder bei beginnendem Krebs ist dies die beste Behandlungsmethode, bei der nicht nur die Warzen vaporisiert (»verpufft«) werden, sondern auch das Gewebe in der unmittelbaren Nähe der Warzen behandelt wird. In den wenigsten Fällen kommt es nach einer Laserbehandlung zu einem erneuten Warzenauftritt, da mögliche Viren im umliegenden Gewebe mit zerstört worden sind. Nach einer korrekt durchgeführten Laserbehandlung bleiben zudem keine Narben zurück, allerdings dauert die Heilung ein bis zwei Wochen. Während dieser Zeit ist der Schamlippenbereich etwas empfindlich, und es kann beim Wasserlassen brennen.

Wichtig!

Wichtig ist, daß der gesamte behandelte Bereich in der Heilungsphase sehr sauber gehalten wird, damit es nicht zu einer sekundären Entzündung kommen kann.

Was können Sie tun?

Homöopathie: Bei Neigung zu Warzenbildung empfehle ich eine klassische homöopathische Konstitutionstherapie, die das gesamte Immunsystem stärkt (→ Seite 72). Während der Therapie werden sich die Warzen zunächst verschlimmern, danach aber verschwinden (→ Seite 71).

Bei der Behandlung der Beschwerden stehen Ihnen auch einige sehr wirksame »kleine« Mittel zur Verfügung (→ Seite 72); in Frage kommen: Acidum nitricum D6 (Seite 72), Arsenicum album D6 (Seite 73), Thuja D6 (Seite 84).

Diese Homöopathika können helfen

Warum Vorsorge so wichtig ist

Nachdem ich Ihnen die häufigsten Frauenbeschwerden vorgestellt habe, möchte ich Ihnen zum Abschluß sehr ans Herz legen, sich auch ohne Beschwerden jährlich einmal von Ihrem Frauenarzt untersuchen zu lassen. Diese Vorsorgeuntersuchungen, die von der Krankenkasse bezahlt werden, sind deshalb so wichtig, weil schwerwiegende Erkrankungen, beispielsweise Krebs, nur auf diesem Weg rechtzeitig erkannt – und behandelt – werden können.

Jährlich einmal

Bei der Vorsorgeuntersuchung wird Ihr Frauenarzt Sie gynäkologisch untersuchen und einen Krebsabstrich machen. Außerdem wird er die Brust abtasten und gegebenenfalls eine Ultraschalluntersuchung oder eine Mammographie (Röntgenuntersuchung der Brust) veranlassen.

Natürliche Heilmethoden

Homöopathie

Das Simile-Prinzip

Die Grundlage der Homöopathie bildet das von Samuel Hahnemann (1755 bis 1843) entdeckte Simile-(Ähnlichkeits-)Prinzip: »Ähnliches möge durch Ähnliches geheilt werden.« Er fand heraus, daß durch mineralische, pflanzliche und tierische Substanzen, die nach einer besonderen Aufbereitungsweise hergestellt und so zu homöopathischen Arzneimitteln werden, beim gesunden Menschen bestimmte Symptome hervorgerufen werden, die exakt den unverwechselbaren Symptomen von Krankheiten entsprechen. Dabei sind unter »Symptome« nicht nur sämtliche körperlichen Krankheitszeichen zu verstehen, sondern auch Gefühle, Neigungen und Eigenarten eines Menschen. Jedes homöopathische Arzneimittel hat somit sein spezifisches »Arzneimittelbild«.

Die Symptome wurden zunächst von Hahnemann, später von seinen Nachfolgern in umfangreichen Arzneimittelbildern zusammengetragen. So kann der Homöopath die spezifischen Symptome eines Patienten, seine Beschwerden, mit den Arzneimittelbildern vergleichen und dann dasjenige Mittel auswählen, in dem die Symptome des Patienten zusammengefaßt sind. Das ausgewählte Mittel heilt den Patienten, indem es seine körpereigenen Selbstheilungskräfte anregt.

Anregung der Selbstheilungskraft

Die für homöopathische Mittel verwendeten »Ursubstanzen« mineralischer, pflanzlicher und tierischer Herkunft, von denen einige durchaus giftig sind, werden zunächst durch Verdünnung, anschließend durch schrittweise »Potenzierung« so aufbereitet, daß sie für den Körper heilsam sind. Nehmen wir als Beispiel das homöopathische Mittel »Ignatia«, das aus der sehr giftigen, strychninhaltigen Ignatiabohne hergestellt wird: Ein Tropfen der Ursubstanz Ignatia wird mit neun Tropfen Alkohol (für Tropfen) oder mit neun Teilen Milchzucker (für Globuli = Kügelchen und Tabletten) vermischt und damit verdünnt. Diese Mischung wird zehnmal kräftig geschüttelt (bei Milchzucker verrieben) und dadurch potenziert. Diese Potenzierung ist der wichtigste Schritt in der Herstellung. Danach heißt die Mischung Ignatia D1. Dieser Mischung wird wiederum ein Tropfen entnommen, mit neun Tropfen Alkohol vermischt und mit zehn Schüttelschlägen versehen. Jetzt heißt die Mischung Ignatia D2. In gleicher Weise (1 Tropfen Ignatia D2

Potenzierung

+ 9 Tropfen Alkohol + 10 Schüttelschläge) entsteht Ignatia D3. Diese ersten drei Verdünnungen sind verschreibungspflichtig, da immer noch genügend Ursubstanz im Mittel enthalten ist, um giftig zu wirken. Wenn aber die Potenz D6 oder sogar D12 erreicht ist, enthält ein homöopathisches Mittel nur noch sehr wenige Moleküle der Ursubstanz. So ist zum Beispiel in einem Fläschchen Ignatia D12 gerade noch soviel von »stofflichem« Ignatia vorhanden, als hätten Sie einen Tropfen davon an einem Ende eines großen Sees ins Wasser gegeben, den See einmal umgerührt und das Fläschchen am anderen Ende des Sees mit diesem Wasser aufgefüllt. Aber Ignatia D12 ist eben nicht nur verdünnt, sondern auch potenziert worden, wodurch das »Wesen« der Ignatiabohne, ihre energetische Kraft also, auf die Trägersubstanz – in unserem Beispiel auf den Alkohol – übertragen wurde. Je häufiger ein Mittel verdünnt und potenziert wird, desto wirkungsvoller ist es.

Homöo-pathika wirken energetisch

Je nach Erkrankung wird der erfahrene Homöopath höhere oder niedrigere Potenzen für die Behandlung wählen, wobei ihm Potenzen bis zu einer Million zur Verfügung stehen. Da diese Mittel kein Molekül der Ursubstanz mehr enthalten, meinen Skeptiker, die die energetische Wirkweise dieser Behandlungsmethode in Frage stellen, daß auf diese Weise völlig wirkungslose Medikamente zur Anwendung kommen. Tatsächlich aber sind die homöopathischen Mittel äußerst »potent« und wirken auf sehr tiefgreifende und zugleich ganzheitliche Weise auf Körper und Seele des Patienten. Würde man etwa damit experimentieren und mehrere Mittel in hoher Potenzierung ohne genaue Kenntnis ausprobieren, könnte eine spätere Behandlung durch einen Homöopathen sehr erschwert sein, da sie das energetische System des Körpers erheblich durcheinander gebracht hätten. Deshalb ist es bei der Selbstbehandlung ratsam, nur Potenzen bis zur Potenz D12 (selten D30) zu verwenden.

Der ganze Mensch wird behandelt

Aus dem gleichen Grund ist auch eine Selbsttherapie bei der homöopathischen Nachbehandlung im Anschluß an eine Behandlung mit stark wirkenden Medikamenten, zum Beispiel Antibiotika oder Kortison, nicht möglich. Hier kann nur der Homöopath mit Hilfe hochpotenzierter homöopathischer Mittel die oft einschneidenden Nebenwirkungen, die eine solche Behandlung mit sich bringt, aus dem Körper »ausleiten«. Aus-

Ausleitung

leiten bedeutet, daß das Mittel die Symptome der Krankheit, die durch das Antibiotikum (oder Kortison) künstlich unterdrückt wurden, noch einmal kurz erscheinen läßt (ohne daß der Patient tatsächlich krank wird), damit der Körper auf diese Weise (durch die Symptome) das ausdrücken kann, was er ursprünglich zeigen wollte (→ Seite 7).

Nosode Als »Nosode« werden diejenigen homöopathische Mittel bezeichnet, die aus den Keimen und Stoffwechselprodukten von Krankheiten hergestellt und in hoher Potenz vom Homöopathen als eine Art »homöopathische Impfung« zur Vorbeugung von Infektionen eingesetzt werden. Neben vielen anderen Nosoden gibt es zum Beispiel die Chlamydiennosode, die den gesunden (oder wieder geheilten) Menschen vor einer (erneuten) Chlamydieninfektion schützen kann.

Wie finden Sie zum richtigen Mittel?

● Bevor Sie mit einer homöopathischen Behandlung beginnen, ist die wichtigste Vorausetzung eine genaue Diagnose Ihrer Beschwerden. Sie sollten sich deshalb zunächst von der Ärztin/dem Arzt Ihres Vertrauens untersuchen und die Ursache für die Erkrankung genau klären und erklären lassen. Bitte arbeiten Sie immer mit Ihrem Frauenarzt und Ihrem Homöopathen zusammen! Zunehmend mehr Frauenärzte sind bereit, Sie während einer homöopathischen Therapie zu begleiten und zu unterstützen. Lehnt Ihr Arzt eine homöopathische Behandlung ab, fragen Sie ihn, warum. Wenn es auf mangelnder Kenntnis in der Homöopathie und ihrer Wirksamkeit beruht, können Sie sich bei der Ärztekammer erkundigen, ob es in Ihrer Nähe eine(n) Frauenarzt/ärztin gibt, der/die homöopathisch behandelt. Auf Seite 108 nenne ich Ihnen Adressen, an die Sie sich ebenfalls wenden können.

Wichtig: Die genaue Diagnose

Alle Symptome »sammeln« ● Kommt nach Absprache mit dem Arzt eine homöopathische Selbstbehandlung in Frage, schreiben Sie alle Symptome auf, die seit der Erkrankung bei Ihnen aufgetreten sind; dazu zählen nicht nur alle körperlichen Symptome, sondern auch alle Stimmungsveränderungen sowie sämtliche Modalitäten (äußere Bedingungen), die zur Verbesserung oder Verschlechterung Ihrer Beschwerden beitragen. Ein Beispiel: Ist der Schmerz ziehend, stechend, beißend, brennend, bohrend? Ist der Schmerz auf eine bestimmte Stelle beschränkt oder zieht er etwa ins Bein, in den Bauch, in den Arm? Treten die Schmerzen zu einer bestimmten Tages- oder Nacht-, Monats- oder Jahreszeit auf? Nehmen die Schmerzen durch Bewegung/in Ruhe zu oder ab? Hilft es, wenn ich eine Wärmflasche/einen Eisbeutel auflege? Habe ich mehr/weniger Durst als sonst? Bin ich glücklich, aggressiv, traurig, gereizt? Habe ich Verlangen nach sexuellem Verkehr, oder stößt mich die Vorstelllung ab? Kann ich weinen? Kann ich in Gegenwart anderer Menschen meine Gefühle zeigen, oder will ich mich zurückziehen? Was esse ich am liebsten? Habe ich plötzlich Verlangen nach Salzigem oder nach Süßem, was normalerweise nicht vorkommt?

Auch die seelische Verfassung ist wichtig

Anwendung und Dosierung

Wenn Sie Ihre Symptomsammlung zusammengetragen haben, suchen Sie aus den folgenden Arzneimittelbildern dasjenige aus, das Ihrem Symptomenkomplex am meisten entspricht – ohne daß aber sämtliche dort aufgeführten Modalitäten auf Sie zutreffen müssen!

Haben Sie das für Sie passende Mittel gefunden, kann es sein, daß es bald nach der Einnahme zu einer kurzzeitigen (!) »Erstverschlimmerung« Ihrer Beschwerden kommt. Dannach tritt jedoch bald eine deutliche Besserung ein bis hin zur vollständigen Genesung.

Erst-verschlim-merung

> Wichtig: Halten Sie sich bitte genau an die angegebene Dosierung. Wenn die Symptome sich nach spätestens zwei bis drei Tagen nicht gebessert oder sogar verschlechtert haben, wenden Sie sich bitte umgehend an Ihren Frauenarzt und/oder einen erfahrenen Homöopathen (Adressen, die weiterhelfen, → Seite 108).

● Nach den Regeln der klassischen Homöopathie wird immer nur ein Mittel genommen – dasjenige, das den jeweiligen Beschwerden entspricht. Wenn sich also die Beschwerden verändern, ist ein neues Mittel notwendig, und Sie müssen eine erneute Symptomensammlung machen.
● Probieren Sie bitte nicht mehr als zwei Arzneimittel nacheinander aus! Jedes Arzneimittel, das nicht »paßt«, kann zusätzliche Beschwerden verursachen und verwischt das Bild. Auch

Immer nur ein Mittel nehmen

71

ein erfahrener Homöopath hat dann Schwierigkeiten, die Ur-
symptome – Ihr ursprüngliches Problem – herauszufinden.

● Nehmen Sie das homöopathische Mittel solange ein, bis die
Symptome verschwunden sind, und setzen Sie es dann ab
(Ausnahmen sind ausdrücklich angegeben!). Wenn Sie es »zur
Vorsicht« länger als nötig einnehmen, kann es geschehen, daß
Sie durch das Mittel genau die Symptome wieder hervorrufen,
die sich gerade gebessert hatten. Sie haben sich dann mit
dem Mittel zunächst in Richtung Gesundheit behandelt, um
danach am gesunden Menschen (nämlich sich selbst) diesel-
ben Symptome wieder hervorzurufen!

Die wichtigsten homöopathischen Mittel

Im folgenden stelle ich Ihnen die homöopathischen Mittel vor,
die am häufigsten in der Frauenheilkunde angewandt werden.
Einige entsprechen den unterschiedlich ausgeprägten mensch-
lichen »Konstitutionen« und werden deshalb vom Homöopathen bei einer tiefgreifenden, »konstitutionellen« Behandlung meist in hohen Potenzen eingesetzt. Darüber hinaus gibt
es eine Vielzahl von »kleinen« Mitteln, die zwar genauso wirksam sind wie die Konstitutionsmittel, aber eher an der »Oberfläche« wirken und daher bei kurzzeitigen akuten Beschwerden eingesetzt werden.
Im Anschluß an die jeweilige Mittelbeschreibung finden Sie
die entsprechende Dosierungsvorschrift:

D12-Potenzen ● Dosierungsvorschrift für alle D12-Potenzen: 1mal täglich
5 Globuli oder Tropfen oder 1 Tablette.

D6-Potenzen ● Dosierungsvorschrift für alle D6-Potenzen: 3mal täglich
5 Globuli oder Tropfen oder 1 Tablette. Bei akuten Beschwerden anfangs stündlich, bei Besserung 3mal täglich 5 Globuli
oder Tropfen oder 1 Tablette.

D4-Potenzen ● Dosierungsvorschrift für alle D4-Potenzen: 4mal täglich
5 Globuli oder Tropfen oder 1 Tablette. Bei akuten Beschwerden anfangs stündlich, bei Besserung 4mal täglich 5 Globuli
oder Tropfen oder 1 Tablette.

Feigwarzen Acidum nitricum D6: Feigwarzen: Weiche Condylome oder
Feigwarzen, die »wie Blumenkohl« aussehen und häufig am

Eingang zur Scheide oder zum After auftreten. Die Warzen bluten leicht, die Haut ist rissig und wund. Schmerzen, die sich wie Splitter anfühlen. Sie neigen zu Durchfällen und Hämorrhoiden. Eventuell Brennen beim Wasserlassen. Sie schwitzen leicht; der Schweiß hat einen unangenehmen Geruch.

Aminkolpitis

Aminkolpitis: Aminkolpitis mit bräunlichem, fleischfarbenem, (hell-)grünem oder durchsichtigem Ausfluß, der übel riecht und scharfes Brennen verursacht. Er kann gelbe Flecken in der Wäsche hinterlassen. Häufig kleine Geschwüre an den Schleimhäuten. Brennende und stechende Schmerzen (Splitterschmerz) in der Scheide. Eventuell Rückenschmerzen. Die Scheidenschmerzen treten häufig nach dem Verkehr oder bei Bewegung auf. Sie sind ängstlich und sehr nervös und machen sich Sorgen um Ihre Gesundheit.
- Dosierungsvorschrift → Seite 72

Wechseljahrs-beschwerden

Aristolochia D6: Gilt als das Pulsatilla (→ Seite 81) der Menopause (→ Seite 32). Allgemeine Zerschlagenheit und Depressionen. Sie frieren leicht. Die Periode verspätet sich oder bleibt aus. Periodenschmerzen, die durch die Blutung selbst sowie durch Bewegung und frische Luft gebessert werden. Lokale Wärme lindert. Vor und nach der Menstruation geht es Ihnen schlecht. Starke Periode, weißer Ausfluß. Sie neigen zu Durchfällen und Magenschmerzen mit saurem Erbrechen. Blasenschmerzen mit Drang zum Wasserlassen, wobei wenig Urin abgeht. Sie müssen nachts häufig zum Wasserlassen aufstehen. Die Harnröhre schmerzt vor und nach dem Wasserlassen. Stechende, reißende Gelenkschmerzen. Juckende rötliche Hautausschläge, weiße Schuppen, Krampfadern.
- Dosierungsvorschrift → Seite 72

Konstitutions-mittel

Arsenicum album D6: Wichtiges Konstitutionsmittel. Sie sind oft nervös, unruhig, depressiv und haben sehr viele Ängste. Häufig erschöpft. Sorgfältig und übergenau. Alle Schmerzen brennen. Häufige Durchfälle, die sehr wäßrig oder sehr dünn sein können. Oft Schwäche mit kaltem Schweiß. Trockene Schleimhäute. Juckende und brennende Hautausschläge, die nässen können. Geschwüre. Plötzlich auftretende Hautprobleme der Schamlippen. Großer Durst. Viele Allergien, zum Beispiel Asthma, Neurodermitis, Erkrankung der Schleimhäute. Verschlechterung nachts und nach dem Essen. Magen- und

Darmbeschwerden werden durch kalte Getränke verschlimmert. Besserung durch Wärme. Sie können nicht alleine sein. Häufig Untergewicht oder Gewichtsverlust.

● Dosierungsvorschrift → Seite 72

Myom

Aurum chloratum natronatum D6: Bei akuten Blutungen durch ein Myom und zur Verkleinerung eines Myoms: Sie haben sehr starke Perioden, bei denen alles nach unten drückt. Sie neigen zu rotem Gesicht, Übergewicht. Eventuell Hitzewallungen, Bluthochdruck. Sie sind häufig ängstlich oder melancholisch. Alle Beschwerden sind nachts schlimmer.

● Dosierungsvorschrift → Seite 72. Zur Verkleinerung des Myoms: Einnahmedauer mindestens 3 Monate.

Perioden-schmerzen

Belladonna D6: Periodenschmerzen: Plötzlich auftretende, kolikartige Unterbauchbeschwerden mit hellroter Blutung. Ihnen ist sehr warm. Der Schmerz zieht bis in den unteren Wirbelsäulenbereich. Das Blut riecht unangenehm. Sie reagieren empfindlich auf Berührung, Licht und Geräusche.

Bartholin-scher Abszeß

Bartholinscher Abszeß: Beginn eines Abszesses mit hochentzündetem Knoten, das heißt, der Knoten ist leuchtendrot, prall, mit pochenden, schneidenden oder klopfenden Schmerzen. Oder er ist weniger prall, dafür aber äußerst berührungsempfindlich. Sie schwitzen sehr stark. Die Beschwerden verschlimmern sich nachts, bei Bewegung oder durch Kälte.

● Dosierungsvorschrift → Seite 72. Bei Bartholinschem Abszeß: 1 bis 2 Tage; anschließend paßt oft Hepar Sulfuris (→ Seite 76).

Ausfluß

Borax D6: Brennender Ausfluß, der zäh und klebrig ist. Verschlimmerung während des Eisprungs. Sie reagieren überempfindlich auf Geräusche, haben eine schlechte Heilhaut mit Neigung zu Akne, Herpes, Geschwüren und Aphthen der Mundschleimhaut. Mitunter Reizblase. Sie sind sehr schnell gereizt. Verschlimmerung der Beschwerden bei naßkaltem Wetter.

● Dosierungsvorschrift → Seite 72

Brust-beschwerden

Bryonia D6: Vor und während der Periode spannen die Brüste und fühlen sich heiß, schwer und hart an, mitunter stechende Schmerzen. Bewegung und Wärme verschlimmern die Beschwerden, während Kühle und Druck bessern.

● Dosierungsvorschrift → Seite 72

Calcium carbonicum D6: Wichtiges Konstitutionsmittel. Kräftiger Körperbau oder Übergewicht; blonde Haare, blaue Augen, helle Haut. Viel Schweiß, vor allem an der Stirn, an den (meist kalten) Füßen und auf der Kopfhaut. Gewichtszunahme durch schlechte Entwässerung. Lymphdrüsenschwellungen. Häufige Mandel- und Rachenentzündungen. Anfällig für Erkältungskrankheiten. Durchfall mit unverdauten sauren Stühlen und saurem Erbrechen. Ausgeprägtes Verlangen nach Eiern. Unverträglichkeit von Milch. Die sehr starken Periodenblutungen kommen zu oft und dauern zu lange. Klumpiges Blut. Bei einer Erkältung bleibt die Periodenblutung aus. Weißer Ausfluß, der auch jucken kann. Neigung zu Polypen und Myomen. Prämenstruelles Syndrom mit Wassereinlagerung und Rückenschmerzen. Kopfschmerzen beim Orgasmus.
● Dosierungsvorschrift → Seite 72

Konstitutionsmittel

Brustbeschwerden

Calcium fluoratum D6: Brustschmerzen: Unregelmäßige Knoten in beiden Brüsten, die vom Arzt schon abgeklärt worden sind. Bis zu zehn Tage vor der Periode zieht und schmerzt die Brust. Sie haben Hautprobleme und Krampfadern und neigen zu einer überaktiven Schilddrüse mit Untergewicht.
● Dosierungsvorschrift → Seite 72
Zur Verkleinerung eines Myoms: Sie haben ein schlechtes Bindegewebe mit Krampfadern und stechenden Schmerzen in den Venen. Wirbelsäulenschmerzen im Lendenwirbelbereich. Im Unterleib Druck nach unten. Das Beckenbindegewebe ist schlaff. Eventuell schlechtes Zahnfleisch.
● Dosierungsvorschrift: 4 Wochen lang. Danach jeweils 4 Wochen: Lapis albus D6, Calcium stibiatum sulfuratum D4 und wieder Calcium fluoratum D6; alle Mittel Dosierungsvorschrift → Seite 72.

Myom

Chamomilla D6: Sie sind überempfindlich und nervös, ungeduldig und gereizt; sehr schmerzempfindlich, wobei eine Gesichtshälfte rot, die andere blaß ist. Blutandrang zum Kopf mit heißem Schweiß, überempfindlich gegen Gerüche. Wutanfälle oder hemmungsloses Weinen, eigensinnig. Ohrenschmerzen. Bauchkrämpfe mit grünem Durchfall. Reißende Muskelschmerzen. Wehenartige Unterbauchschmerzen, die schon vor der Periode einsetzen. Starke Blutung mit dunklem, klumpigem Blut. Lokale Wärme bessert die Periodenschmerzen;

PMS, Periodenschmerzen

allgemeine Wärme und Ärger verschlimmern den Zustand, auch abends und nachts.
- Dosierungsvorschrift → Seite 72

Vor den Wechseljahren

Cimicifuga D6: Sie sind wahrscheinlich im Präklimakterium, das heißt in den fünf bis zehn Jahren vor den Wechseljahren. Sie sind depressiv, nervös mit viel Erregung oder Unruhe. Sie können dick, aber auch sehr dünn sein. Häufige Nackenschmerzen. Linksseitige Migräne in Verbindung mit dem Zyklus. Kopfschmerzen, als wollte der Schädel zerspringen. Häufig Gelenk-, Muskel- und Nervenschmerzen, die bei ausbleibender Regel auftreten. Nervöse Herzbeschwerden.

Perioden-schmerzen

Krampfartige Periodenschmerzen mit einem Druck nach unten, als ob alles nach außen fällt. Verschlechterung durch Kälte und Feuchtigkeit, am Morgen und während der Periode. Besserung durch Wärme und Bewegung im Freien.
- Dosierungsvorschrift → Seite 72

Endometriose

Erigeron canadensis D6: Endometriose mit hellroter Blutung, die verstärkt bei Bewegung auftritt. Häufig stechende Schmerzen in der Nierengegend und Anzeichen für eine Blasenentzündung. Die Blutungen fühlen sich heiß an und erfolgen gußartig.
- Dosierungsvorschrift → Seite 72

Bartholin-sche Zyste

Graphites D6: Bartholinsche Zyste mit Schwellung an den Schamlippen. Sie neigen zu Übergewicht und sind sehr empfindlich gegenüber Kälte. Neigung zu Hauteiterung mit Fissuren; alle Hautausschläge sondern ein honigfarbenes, klebriges, klares Sekret ab. Sie sind häufig melancholisch, etwas träge. Sie neigen zu Verstopfung mit aufgeblähtem Bauch. Alle Symptome werden durch nasse Füße, durch Kratzen sowie nachts schlimmer. Nach dem Essen, durch Bewegung oder im Freien geht es Ihnen besser.
- Dosierungsvorschrift → Seite 72

Endometriose

Hamamelis virginica D6: Endometriose mit langsamer, sehr starker Blutung. Dunkles Blut. Ziehen im Kreuz.
- Dosierungsvorschrift → Seite 72

Bartholin-scher Abszeß

Hepar sulfuris D12: Es hat sich ein Bartholinscher Abszeß gebildet. Der Schmerz ist stechend wie von Nadeln oder Splittern. Äußerste Kälte- und Berührungsempfindlichkeit. Sie neigen zu häufigen Eiterungen. Besserung der Beschwerden durch Wärme, Verschlechterung durch Kälte.

Nach Einnahme von Hepar sulfuris wird der Abszeß schnell reif; der Eiter entleert sich meist spontan in Richtung Scheide, die Schmerzen lassen sofort nach. Manchmal entleert sich der Abszeß aber auch über die Schamlippen (in beiden Fällen Diagnose vom Arzt stellen lassen!). In diesem Fall ist die homöopathische Nachbehandlung sehr wichtig, damit der Abszeß **Wichtig!** gut abheilt und es nicht zu einer Fistelbildung kommt.
- Dosierungsvorschrift → Seite 72. Nachbehandlung: 1 Woche.

Ausfluß Hydrocotyle asiatica D4: Rote Schamlippen mit starkem Juckreiz. Afterjucken, weißer Ausfluß, Kopfschmerzen, allgemeine Müdigkeit, starkes Schwitzen und Hitzegefühl. Häufig in Verbindung mit Anzeichen für eine Blasenentzündung.
- Dosierungsvorschrift → Seite 72

Ignatia D6: Wichtiges Konstitutionsmittel. Meist dunkelhaarig **Konstitu-** und schlank. Sie sind launenhaft, weinerlich und reizbar, **tionsmittel** fühlen sich schwach. Viele Widersprüche treten bei Ihnen auf, sowohl seelisch als auch körperlich. Die meisten Beschwerden sind auf Kummer und Schreck zurückzuführen. Starke Stimmungsschwankungen, stechende Kopfschmerzen. Gefühl, einen Pfropf im Hals zu haben. Nachts trockene Husten-**Perioden-** anfälle. Die Perioden kommen verfrüht und sind sehr stark, **schmerzen** verbunden mit Krämpfen und einem Druck nach unten. Verschlimmerung nach Anstrengung und Aufregung, auch durch Kälte und Berührung. Besserung durch Wärme. Stechende Hämorrhoidenschmerzen.
- Dosierungsvorschrift → Seite 72

Ipecacuanha D6: Endometriose mit hellroten, schwallartigen **Endometriose** Blutungen, die gleichzeitig mit Kreislaufstörungen und ausgeprägter Übelkeit auftreten. Sie sind schlecht gelaunt und reizbar. Häufig Fließschnupfen. Die Beschwerden sind abends und nachts schlimmer. Fett, Obst und Eis vertragen Sie nicht.
- Dosierungsvorschrift → Seite 72

Kreosotum D6: Wundmachender, scharfer, unangenehm rie-**Ausfluß** chender Ausfluß mit geschwollenen Schamlippen und starkem Juckreiz. Die Perioden sind stark, kommen zu früh und dauern sehr lange an. Kaum Appetit. Sie leiden vielleicht an

Diabetes (Zuckerkrankheit), oder Sie haben gerade eine Lungenentzündung beziehungsweise eine Bronchitis gehabt und sind mit Antibiotika behandelt worden.
● Dosierungsvorschrift → Seite 72

Brust-beschwerden

Lac caninum D6: Geschwollene und schmerzhafte Brüste vor der Periode und während des Eisprungs. Sie halten keine Berührung aus; wenn Sie gehen, schmerzt die Brust durch die Erschütterung.
● Dosierungsvorschrift → Seite 72

Konstitu-tionsmittel

Lachesis D12: Wichtiges Konstitutionsmittel. Wichtiges Mittel für Wechseljahrsbeschwerden. Sie können blaß und dick oder aber dünn sein. Neigung zu Übertreibungen, gesprächig, sehr eifersüchtig, selbstmitleidig und argwöhnisch. Sie vertragen keine enge Kleidung am Hals oder um den Bauch. Alle Beschwerden treten links auf! Schwere auf der Brust, Herzklopfen, Einengung im Herzbereich. Neigung zu Krampfadern und venöser Insuffizienz. Probleme mit der Stimme und dem Hals. Das Schlucken ist schmerzhaft. Neigung zu Thrombosen und Embolien. Neigung zu Vereiterungen. Die Haut ist häufig blaurot verfärbt. Viele Hitzewallungen im Wechsel mit Schüttelfrost. Schlaflosigkeit nachts, tagsüber schläfrig. Verschlimmerung durch feuchtes Wetter und Ruhe. Nach dem Schlafen geht es Ihnen schlecht. Morgenmuffel. Besserung durch Bewegung und durch Ausscheidung – wenn die Periode beginnt, beim Wasserlassen, durch Stuhlgang oder Schwitzen.
● Dosierungsvorschrift → Seite 72

Wechseljahrs-beschwerden

Lilium tigrinum D6: Sie sind reizbar und leiden an Depressionen. Sexuell sehr aktiv. Herzklopfen, vor allem im Liegen, mit Schmerzen in der Herzgegend, als würde das Herz durch eine eiserne Klammer zusammengedrückt. Meist schwache Periodenblutung, die nur im Gehen fließt. Starkes Gefühl eines Drucks nach unten mit ausstrahlenden Schmerzen in die Schamlippen und in die Eierstöcke, vor allem links. Der Unterleib ist sehr berührungsempfindlich, schon das Gewicht der Bettdecke ist zuviel. Juckender, brennender Ausfluß, der meist gelblich ist und unangenehm riecht. Bei leichter Periodenblutung wirkt der Ausfluß wundmachend. Drang zum Wasserlassen. Afterkrämpfe mit Blasenbeschwerden. Besse-

Ausfluß

rung durch Liegen auf der linken Seite, durch Gehen im Freien oder Kreuzen der Oberschenkel. Verschlechterung in warmen Räumen, durch Liegen auf der rechten Seite, zwischen 17 und 20 Uhr.
- Dosierungsvorschrift → Seite 72

Konstitutionsmittel

Lycopodium D12: Wichtiges Konstitutionsmittel. Paßt gut zu »birnenförmigen« Frauen mit schmalem Oberkörper und breiten Hüften. Wassereinlagerungen im Becken-, Hüft- und Beinbereich. Aufgeblähter Unterleib, der gespannt und halbkugelig hervorsteht. Viele Blähungen, Erleichterung durch Abgang von Luft. Plötzlicher Hunger, aber nach ein paar Bissen Völlegefühl. Sie sehen frühzeitig alt aus und haben häufig früh graue oder weiße Haare. Ihnen ist die äußere Erscheinung sehr wichtig. Sie regen sich über Kleinigkeiten auf. Schon in kleinen Beschwerden sehen Sie eine schreckliche Krankheit. Die Haut ist häufig gelblichblaß. Neigung zu Leberfunktionsstörungen. Die Mandeln sind vergrößert und anfällig. Die Beschwerden beginnen häufig rechts. Der Urin ist trüb, es können sich Nierensteine entwickeln. Wenig Verlangen nach Geschlechtsverkehr, Orgasmusschwierigkeiten. Alle Beschwerden verschlimmern sich zwischen 16 und 20 Uhr sowie durch Wärme und Ruhe. Besserung durch Bewegung und frische Luft.
- Dosierungsvorschrift → Seite 72

PMS, Perioden schmerzen

Magnesium phosphoricum D6: Heftige krampfartige Koliken, die meistens vor Periodenbeginn anfallartig einsetzen und bis zum zweiten Tag der Menstruation andauern. Das Blut ist dunkel und fadenziehend. Besserung durch lokale Wärme und Gegendruck, etwa durch Zusammenkrümmen. Neigung zu krampfartigem oder asthmaartigem Husten. Häufig erschöpft. Muskelkrämpfe. Alle Beschwerden kommen und gehen.
- Dosierungsvorschrift → Seite 72

Aminkolpitis

Mercurius solubilis D12: Aminkolpitis mit juckenden, geschwollenen, roten Schamlippen. Papeln und kleine erhabene Stellen an den Schamlippen. Die Scheide fühlt sich rauh und wund an. Der Ausfluß ist grüngelb und tritt vor allem nachts auf. Brennender, stechender Schmerz. Verstärkt Schmerzen

beim Wasserlassen. Waschen mit kaltem Wasser hilft. Sie schwitzen leicht, der Schweiß riecht sehr unangenehm. Große innere Unruhe. Ruhe dagegen bessert. Sie fühlen sich schwach und zittrig. Viel Speichel. Ihre Zunge ist dick und belegt, am Rand der Zunge sehen Sie die Eindrücke der Zähne.
● Dosierungsvorschrift → Seite 72

Beschwerden nach Eileiterentzündung

Mercurius bijodatus D6: Folgebeschwerden nach einer Eileiterentzündung.
● Dosierungsvorschrift → Seite 72: Mindestens 4 Wochen.

Brustbeschwerden

Murex purpurea D6: Schmerzen in den Brüsten während der Periode; die Schmerzen sind kaum auszuhalten. Aktives Sexualleben. Häufig erschöpft.
● Dosierungsvorschrift → Seite 72

Konstitutionsmittel

Natrium muriaticum D12: Wichtiges Konstitutionsmittel. Sie sind eher dünn und blaß, häufig melancholisch und reizbar. Sie fressen den Ärger in sich hinein, können vor anderen Menschen nicht weinen oder sich von ihnen trösten lassen, ziehen sich immer zurück. Sehr genau und pünktlich. Alle Schleimhäute sind ausgetrocknet oder aber produzieren viel Schleim. Guter Appetit. Chronische Augen- und Ohrenentzündungen. Chronischer Schnupfen mit Nasenbluten. Geruchs- und Geschmacksverlust. Akne und Furunkel. Juckreiz. Nesselsucht. Hämorrhoiden. Abneigung gegen Brot und Fett. Verlangen nach Salz. Schmerzen in der Wirbelsäule. Sie können in Gegenwart anderer nicht Wasser lassen. Verschlechterung durch Wärme. Ein Aufenthalt am Meer tut Ihrer Seele gut, obwohl sich die lokalen Beschwerden dann verschlimmern. Besserung durch Schwitzen, Kälte und Hinlegen. Verschlechterung morgens gegen 10 Uhr.
● Dosierungsvorschrift → Seite 72

Konstitutionsmittel

Nux vomica D12: Wichtiges Konstitutionsmittel. Sie sind reizbar, überarbeitet; sitzende Lebensweise, hastiges Großstadtleben. Sie ärgern sich über alles und sind schnell wütend. Ehrgeiz. Sie lieben Ihre Arbeit, können nicht damit aufhören (»Workaholic«). Abendmensch. Sie brauchen Stimulantien, zum Beispiel Kaffee, Nikotin, Alkohol, vertragen sie aber nicht. Katerstimmung, verdorbener Magen, Übelkeit und Erbrechen, Verstopfung mit vergeblichem Stuhldrang, launisch am Morgen. Eiskalte Hände und Füße. Sie frösteln leicht. Prämenstruelles Syndrom, vor allem mit Reizbarkeit, Ärger, Rückenbeschwerden. Nur Besserung bei feuchtem Wetter, abends oder nach ununterbrochenem Schlaf. Verschlimmerung morgens, nach geistiger Anstrengung, nach den Mahlzeiten, bei kaltem, trockenem Wetter.

PMS

● Dosierungsvorschrift → Seite 72

Herpes genitalis

Petroleum D6: Herpes genitalis mit Jucken, Brennen, Wundsein und Feuchtigkeit der Schamlippen. Die Periode ist verfrüht, das Blut verursacht vermehrtes Jucken, die Bläschen eitern. Schweiß riecht unangenehm. Heißhunger. Es geht Ihnen schlechter, wenn Sie Auto fahren. In der Wärme und beim Essen fühlen Sie sich besser.

● Dosierungsvorschrift → Seite 72

Phytolacca D6: Vor und während der Periode sind die Brüste hart und schmerzen, sie reagierem empfindlich auf Druck und sind leicht bläulich verfärbt. Bei Kälte, kaltfeuchtem Wetter und nachts verschlimmern sich die Beschwerden, Hinlegen dagegen bessert. Sie neigen zu Entzündungen am ganzen Körper. Häufig Schmerzen am Hals mit geschwollenen Lymphdrüsen.

Brustbeschwerden

● Dosierungsvorschrift → Seite 72

Periodenbeschwerden

Platinum D12: Hochmütig im Wechsel mit Angstzuständen und Melancholie. Gefühlskälte anderen gegenüber. Verlangen nach Geschlechtsverkehr, gleichzeitig aber Orgasmusprobleme oder Verkrampfung der Scheide beim Verkehr. Kopfschmerzen kommen und gehen im Wechsel mit Kälte- und Kribbelgefühlen in Armen und Beinen. Verstopfung mit vergeblichem Stuhldrang. Periode zu früh, zu stark und zu lang. Blutungen wegen eines Myoms. Juckreiz der Schamlippen mit weißem Ausfluß. Sie reden viel über sich selbst, neigen dazu, zu lachen, wenn es ernst wird. Depressionen nach der Geburt. Senkungsgefühl. Besserung durch Bewegung im Freien.

Myom

● Dosierungsvorschrift → Seite 72

Pulsatilla D12: Wichtiges Konstitutionsmittel. Sie sind sehr weiblich, blond mit blauen Augen, rundlich und von Ihrem Wesen her weich, überempfindlich und nachgiebig. Sie wei-

Konstitutionsmittel

**Perioden-
beschwerden**

nen schnell und sind launisch, lachen aber auch bald wieder. Häufiges Frieren. Die Muskeln fühlen sich schlaff an. Unverträglichkeit von Fett oder Süßem. Ekel vor Fettigem. Völlegefühl nach dem Essen. Durchfall wechselt mit Verstopfung ab. Trockener Mund und trockene Lippen, aber kein Durst. Frösteln und Hitzewallungen wechseln sich in Periodenzeiten ab. Die Periode kommt zu spät und ist schwach. Der Ausfluß ist cremig, mild, weiß oder gelbgrün. Rote, juckende Haut. Kleine Flüssigkeitsbläschen bilden sich an den Schamlippen. Morgens Angst vor dem Alleinsein. Angst vor der Dunkelheit. Kopfschmerzen durch zuviel Arbeit. Die Beschwerden sind häufig rechts. Dicker, milder Nasenschleim bei Erkältung, Verstopfung des rechten Nasenlochs. Verschlechterung aller Beschwerden im warmen Zimmer oder im Bett. Besserung durch Bewegung an der frischen Luft oder durch Kälte.
● Dosierungsvorschrift → Seite 72

**Herpes
genitalis**

Rhus toxicodendron D12: Herpes genitalis mit bläschenförmigem Ausschlag an den Schamlippen, die knallrot werden. Die Periodenblutung ist hellrot und wundmachend, beißender Schmerz an den Schamlippen. Besserung der Beschwerden durch Bewegung, Verschlechterung durch Ruhe. Sie können nicht still sitzen, müssen sich ständig bewegen. An der Zungenspitze haben Sie ein rotes Dreieck. Häufig andere Ausschläge, auch an anderen Körperstellen. Verschlechterung bei kaltem, feuchtem, regnerischem Wetter und nach Mitternacht.
● Dosierungsvorschrift → Seite 72

**Bartholin-
sche Zyste**

Sabina D6: Bartholinsche Zyste: Stichartige Beschwerden, die in die Scheide ausstrahlen. Neigung zu frühen, sehr starken und langanhaltenden Regelblutungen.
Zwischenblutungen mit sexueller Erregung und wehenartigen Schmerzen. Die Periodenschmerzen strahlen vom Schambein zum Steißbein aus. Bewegung und Wärme verschlimmern, draußen geht es Ihnen besser.
● Dosierungsvorschrift → Seite 72

**Konstitu-
tionsmittel**

Sepia D12: Wichtiges Konstitutionsmittel. Wichtiges Mittel bei Wechseljahrsbeschwerden. Sie sind wahrscheinlich schlank mit eher dunklen Haaren. Stark pigmentierte Haut. Sie können launisch, reizbar, traurig und ängstlich sein, auch gleichgültig geliebten Menschen und Tätigkeiten gegenüber. Morgens fühlen Sie sich elend, schwach, unausgeschlafen und kommen nur langsam in Gang. Häufige Hitzewallungen und Blutstauungen. Sie frieren oft. Neigung zu kalten Füßen. Alle Absonderungen riechen sehr unangenehm. Migräne, vor allem in den Wechseljahren, die wie alle anderen Beschwerden meistens linksseitig auftritt.

Ausfluß   Gelber Ausfluß, der unangenehm riecht und wundmacht. Ihr Unterleib fühlt sich an, als ob alles nach unten drückt und herausfallen würde. Sie haben entweder kein Interesse oder sogar Abneigung gegen Geschlechtsverkehr. Sie bekommen keinen Orgasmus oder Kopfschmerzen beim Orgasmus. Gebärmutterpolyp. Leeregefühl im Magen, aber schon der Geruch von Essen erregt Übelkeit. Sie vertragen weder Milch noch Fett, Fleisch oder Erdbeeren. Nerven-, Gelenk- und Muskelschmerzen. Sie vertragen keine warme, stickige Zimmerluft. Kalte Luft und Gewitter verschlechtern den Zustand. Besserung durch Bettwärme, Bewegung an der frischen Luft.

Aminkolpitis   Aminkolpitis mit wunden Schamlippen und stechenden oder brennenden Schmerzen in der Scheide. Der Ausfluß ist milchigweiß, kann aber vor der Periode gelb, grün oder bräunlich werden. Vor allem nach der Periode fischiger Geruch. Seit längerer Zeit kein Verlangen nach Geschlechtsverkehr. Eventuell war es für Sie nie ein wichtiger Teil des Zusammenseins. Nach dem Geschlechtsverkehr sind Sie häufig erschöpft und schlecht gelaunt. Oft Druck nach unten im Unterbauch. Sie kritisieren Ihre Mitmenschen gern und sind sehr reizbar.

Herpes genitalis mit wunden Schamlippen und Oberschenkelinnenseiten. Sehr berührungsempfindlich. Die geschwollenen, roten Schamlippen sind sehr trocken und heiß. Große Hautflächen sind von nässenden Bläschen bedeckt. Abneigung gegen Geschlechtsverkehr. Druck nach unten im Unterleib. Neigung zu Verstopfung und Kopfschmerzen. Sie sind häufig depressiv und gleichgültig gegenüber nahestehenden Menschen. Besserung durch Wärme und Bewegung.

Folgebeschwerden nach einer Eileiterentzündung: Dünnflüssiger, übelriechender Ausfluß, der gelb oder grün ist. Die Unterbauchbeschwerden ziehen nach unten. Sehr starker Ausfluß

Wechseljahrsbeschwerden

Polyp

Herpes genitalis

Beschwerden nach Eileiterentzündung

vor der Periode, der gelegentlich anstelle der Blutung auftritt. Sie sind reizbar und depressiv. Abneigung gegen Geschlechtsverkehr.

● Dosierungsvorschrift → Seite 72

Bartholinscher Abszeß

Thuja D6: Bartholinscher Abszeß: Wenn Sie bereits mehrmals einen Abszeß hatten und sich der alte Abszeß gerade wieder neu zu entzünden beginnt.

Folgebeschwerden nach einer Eileiterentzündung: Dickschleimiger grüner Ausfluß. Häufige Infektionen in allen Körperbereichen.

Beschwerden nach Eileiterentzündung

Feigwarzen

Feigwarzen: Sie neigen zur Condylom- und Warzenbildung überall auf der Haut. Dunkles Kolorit. Neigung zu Hauterkrankungen mit Schuppen und Krusten, vor allem der Kopfhaut. Häufig Erkältungen. Sie frieren leicht. Kälte und Nässe verschlimmern, Wärme dagegen bessert die Beschwerden.

● Dosierungsvorschrift → Seite 72. Bartholinscher Abszeß: mindestens 4 bis 8 Wochen

Bartholinsche Zyste

Silicea D6: Bartholinsche Zyste als Knoten am Eingang zur Scheide oder in den Schamlippen. Brennende oder wunde Schamlippen. Alle Beschwerden verschlimmern sich während der Periode.

Sie sind etwas nervös, haben schwache Muskeln und ein schwaches Bindegewebe. Helle Haut und dünne, trockene Haare. Sie neigen zu Verstopfung vor und nach der Periode. Häufiges Schwitzen; der Schweiß ist kalt und riecht unangenehm, vor allem der Fußschweiß. Hände und Füße sind kalt.

Bei verzögerter Wundheilung eines Bartholinschen Abszesses, das heißt, wenn nach einer Woche oder länger immer noch Flüssigkeit oder Eiter abläuft.

Bartholinscher Abszeß

● Dosierungsvorschrift → Seite 72. Bei verzögerter Wundheilung: 2 bis 3 Wochen (oder bis die Wunde geheilt ist).

Aminkolpitis

Sulfur D6: Aminkolpitis mit starkem Jucken der Schamlippen, die wund sind und brennen. Das Brennen treibt Sie dazu, sich immer zu bewegen. Geschlechtsverkehr ist wegen des Brennens unmöglich. Sie haben insgesamt ein Gefühl von Hitze im ganzen Körper. Häufig Durchfall, vor allem morgens. Alle Körperöffnungen neigen zu Rötungen und Entzündungen. Verschlechterung durch (Bett-)Wärme und Waschen. Besserung

durch warmes, trockenes Wetter sowie durch Liegen auf der rechten Seite.
- Dosierungsvorschrift → Seite 72

Veratrum album D6: Sie sind entweder sehr traurig oder anhaltend wütend. Weinen, Todesangst. Sie können sehr hektisch werden. Kolikartige Periodenschmerzen mit Neigung zu Kollaps, Erbrechen und Durchfall, Herzklopfen und Herzschwäche. Sehr starke Blutungen. Verkürzter Zyklus. Starker Husten mit Beklemmung, trockener Mund. Anfälle von Arbeitswut während der Periode. Sehr starke Periodenblutungen, die zu früh einsetzen. Wäßrige Durchfälle, eventuell in Verbindung mit Wadenkrämpfen. Kältegefühl am ganzen Körper und auf dem Scheitel. Ausgeprägtes Verlangen nach Geschlechtsverkehr. Besserung durch Wärme und Liegen. Verschlechterung durch Kälte, Bewegung und kalte Getränke.
- Dosierungsvorschrift → Seite 72

Perioden-schmerzen

Perioden-schmerzen

Viburnum opulus D4: Starke kolikartige Schmerzen im Unterbauch, die von der unteren Wirbelsäule ausgehen und in die Scheide sowie in beide Oberschenkel ausstrahlen, vor allem vor der Periode; sie sind häufig mit Kopfschmerzen verbunden. Kurze, sehr starke Periode, die entweder zu früh oder zu spät kommt. Das Blut kann blaß oder klumpig dunkel sein, es gehen Schleimhäute ab. Sie sind sehr unruhig und können kaum stillsitzen. Die Schmerzen bessern sich bei Bewegung und im Freien.
- Dosierungsvorschrift → Seite 72

Homöopathische Mittel bei verspäteter erster Periode

Pulsatilla D12: Du bist blond und hellhäutig, hast eine weiche Natur und bist sehr weiblich. Dein Temperament mit vielen Hochs und Tiefs wechselt häufig, wie auch deine Beschwerden immer wieder wechseln. In der Sonne und bei warmen Wetter geht es dir schlecht; du frierst leicht. Wenn du dich erkältest, ist das Sekret gelbgrün und zäh. Du verträgst keinen Kuchen, obwohl du ihn sehr gern ißt. Du liebst Butter.
- Dosierungsvorschrift → Seite 72

Für junge Mädchen

Causticum D12: Du bist schwächlich und hast eine gelblich fahle Gesichtsfarbe. Du frierst leicht und bist häufig müde.

Für junge Mädchen

Deine Stimmungslage ist eher melancholisch und du weinst öfter. Du hast häufig Entzündungen der Luft- und Harnwege, die mit dem Gefühl von Rauhheit und Wundsein verbunden sind. Es können Lähmungen oder Schwächen in einzelnen Körperteilen auftreten. Die Beschwerden sind meistens rechtsseitig. Bei warmem, feuchtem Wetter geht es dir besser. Kaffee, trockene Kälte und kalte Zugluft dagegen verschlechtern deinen Zustand.
● Dosierungsvorschrift → Seite 72

Graphites D12: Du neigst zum Dickwerden, bist eher träge und hast häufig Hautkrankheiten, zum Beispiel Ekzeme mit honiggelben Krusten. Deine Haut ist meist rauh, trocken und leicht rissig. Du bist oft verschnupft. Draußen und durch Bewegung geht es dir besser als drinnen; auch Essen hilft dir. Dir geht es schlecht, wenn es kalt ist. Nachts fühlst du dich besser als am Tag.
● Dosierungsvorschrift → Seite 72

Natrium muriaticum D12: Du bist sehr dünn, obwohl du viel ißt. Du verzweifelst leicht und weinst schnell, läßt dich aber nur ungern oder gar nicht trösten. Du hast häufig Kopfschmerzen, die von Sonnenauf- bis Sonnenuntergang dauern und meist klopfend sind. Du hast eine »Landkartenzunge« mit Spalten und roten inselartigen Flecken dazwischen. Du ißt gerne Salziges. Du bist häufig verschnupft; bei Fieber bekommst du Fieberbläschen an den Lippen. Schwitzen tut dir gut. Draußen und vor dem Frühstück geht es dir besser, während du dich zwischen 10 und 11 Uhr morgens oft schlecht fühlst.
● Dosierungsvorschrift → Seite 72

Kalium carbonicum D12: Du fühlst dich sehr schwach und hast häufig stechende Schmerzen. Du magst es nicht, berührt zu werden. Vielleicht hast du schon öfter eine säckchenartige Schwellung zwischen den Augenlidern und den Augenbrauen gehabt. Die Gesellschaft anderer Menschen ist dir lieb, denn du bist nur ungern allein. Im warmen Zimmer und im Freien geht es dir gut, während du Kälte nicht ausstehen kannst. Sobald es dir schlecht geht, wachst du zwischen zwei und drei Uhr morgens auf.
● Dosierungsvorschrift → Seite 72

Homöopathische Mischpräparate

Homöopathische Mischpräparate (rezeptfrei aus der Apotheke) bestehen aus zwei oder mehreren homöopathischen Mitteln. Dies widerspricht zwar den Regeln der klassischen Homöopathie, nach der jeweils immer nur ein Mittel entsprechend den gerade bestehenden Beschwerden eingesetzt wird, doch bei »oberflächlichen«, das heißt kurzzeitig auftretenden Beschwerden haben sich Mischpräparate als durchaus sinnvoll erwiesen.

Bei kurzzeitigen Beschwerden

PMS, Periodenbeschwerden

Cyklamen Pentarkan®: Bei Migräne oder Kopfschmerzen vor und während der Periode.
● Dosierung: stündlich 10 bis 15 Tropfen.

Dysmenorrhoe-Gastreu R 75®, Magnesium-Phosphoricum Pentarkan®, Viburnum Pentarkan®, Hypericum Oligoplex®, Viscum Album Oligoplex®: Bei schmerzhafter Periode.
● Dosierung: siehe Packungsbeilage.

Periodenschmerzen

Mastodynon-Tropfen®: Mischung aus Mönchspfeffer (Seite 97) und mehreren Homöopathika; reguliert den Hormonhaushalt und ist sehr hilfreich bei PMS-Beschwerden, Brustschmerzen vor und während der Periode sowie bei Periodenschmerzen.
● Dosierung: mindestens drei Monate lang täglich morgens und abends je 30 Tropfen in Wasser.

PMS, Periodenschmerzen

Cefakliman®: Sehr gut bei Wechseljahrsbeschwerden.
● Dosierung: siehe Packungsbeilage.

Wechseljahrsbeschwerden

Aminkolpitis

Aminkolpitis-Mischung: Hilft sehr effektiv bei Aminkolpitis! Äußerlich als Scheidenspülung (in der Apotheke mischen lassen).
Chlorophylia 1,0 g · Saccharislactis 2,0 g · Urea pura 2,8 g · Na chlor 2,8 g · Na bicarbo. 1,0 g · Ol. lavend. 0,1 g · Glycerin 2,8 g · Aqua Des. 150,0 g
● Zubereitung und Anwendung: 1 Teil Mischung mit 10 Teilen lauwarmem Wasser vermischen. 5 Tage lang 1mal täglich abends eine Scheidenspülung (→ Seite 92). Anschließend 2 Tage lang 1mal täglich abends eine Joghurtbehandlung (→ Seite 92).

Bach-Blütentherapie

Die Bach-Blütentherapie nach dem englischen Arzt Dr. Edward Bach (1886 bis 1936) ist eine sehr sanfte und zugleich äußerst wirkungsvolle Ergänzung aller Therapieformen und kann in Verbindung mit Homöopathie (→ Seite 68) oder Phytotherapie (Pflanzenheilkunde, → Seite 89), aber auch begleitend zu allen anderen herkömmlichen medizinischen Behandlungsmethoden eingesetzt werden. Vor allem, wenn bei einer schweren Erkrankung starke allopathische (schulmedizinische) Mittel erforderlich sind, etwa Antibiotika, Kortison, Hormone oder – bei einer Krebsbehandlung – Chemotherapeutika, ergänzen Bach-Blüten die jeweilige Behandlung auf natürliche und ganzheitliche Weise.

Ergänzt sämtliche Therapieformen

Mit der Bach-Blütentherapie führte Dr. Bach die homöopathische Arbeit Hahnemanns fort, doch benutzte er im Gegensatz zu ihm keine Mineralien oder Tierpräparate, sondern arbeitete ausschließlich mit wildwachsenden Pflanzen und – als einziger Ausnahme – reinem Quellwasser (Rock Water). Zur Herstellung der Bach-Blüten wird die Essenz bestimmter Pflanzen in reinem Quellwasser in der Sommersonne oder durch Kochen ausgezogen, wobei die Pflanzenteile weder getrocknet noch zerkleinert oder gemahlen, sondern immer frisch im ganzen verwendet werden.

Dr. Bach ging davon aus, daß jeder Erkrankung ein negativer Seelen- oder Gemütszustand vorausgeht. Dauert einer solcher Negativzustand an, bildet er die Grundlage für eine vielleicht erst sehr viel später auftretende Erkrankung. Seine Therapie geht demzufolge von bestimmten Seelen- und Gemütszuständen aus, die mit Hilfe der Bach-Blütenessenzen »gereinigt« werden, bevor sie sich im stofflichen, körperlichen Bereich in Form von Beschwerden oder Erkrankungen verfestigen können, das heißt, die Bach-Blütentherapie ist eine Art Präventivbehandlung.

Reinigung von Negativem

38 Essenzen

Dr. Bach entwickelte 38 verschiedene Bach-Blütenessenzen, denen nicht wie bei der Homöopathie Arzneimittelbilder zugeschrieben werden, sondern denen er bestimmte Seelen- und Gemütszustände zuordnete. Dr. Bach schreibt: »Wir alle wissen, daß dieselbe Erkrankung verschiedene Menschen auf verschiedene Weise betrifft. Wenn Tommy die Masern hat, ist er gereizt, Dorothy dagegen ist ruhig und schläfrig. Johnny will gehätschelt werden, der kleine Peter ist nervös und ängstlich und Bobby will nur alleine sein. Wenn nun eine einzige Erkrankung so verschiedene Auswirkungen hat, ist es gewiß nutzlos, nur die Krankheit selbst zu behandeln. Es ist besser, Tommy, Dorothy, Peter und Bobby zu behandeln, damit es ihnen besser geht, und dann ›lebt wohl, ihr Masern‹!« Ich kann Ihnen die Bach-Blütentherapie sehr empfehlen, da sie sehr effektiv und zugleich einfach anzuwenden, verträglich und absolut harmlos ist, und Sie sie überdies selbst anwenden können. Sie brauchen dafür ein gutes Buch über Bach-Blütentherapie (Bücher, die weiterhelfen, → Seite 107), in dem Sie über die genaue Charakterisierung der 38 Bach-Blütenessenzen nachlesen können. Wählen Sie dann die Essenz(en) aus, die Ihrem Seelen- und Gemütszustand am meisten entspricht (oder entsprechen), und besorgen Sie sich die entsprechende Essenz oder eine Mischung aus mehreren Essenzen aus der Apotheke. Schon nach kurzzeitiger Einnahme werden Sie überrascht sein, wie schnell sich Ihr Gemütszustand verändert.

Hilft sehr effektiv

Pflanzenheilkunde (Phytotherapie)

Erfahrungsheilkunde

Die Pflanzenheilkunde oder Phytotherapie ist eine reine Erfahrungsheilkunde. Im Verlauf von vielen Jahrhunderten fand man durch Einnahme von Pflanzenextrakten in Form von Tees, Teemischungen oder Tropfen beziehungsweise durch äußerliche Anwendungen wie Öle, Salben, Wickel, Kompressen, Bäder oder Spülungen heraus, daß bestimmte Pflanzen zur Linderung oder Heilung von Beschwerden und Krankheiten eingesetzt werden können. Pflanzenheilkunde stellte vor der Entwicklung unserer heutigen medizinischen Wissenschaft die einzige Möglichkeit zur Heilung von Krankheiten dar, und viele der wirksamsten Substanzen in der modernen Medizin kamen ursprünglich aus dem Pflanzenbereich, zum Beispiel Aspirin – Acetylsalicylsäure –, das in der Weidenrinde und in anderen Pflanzen zu finden ist. Diese wie auch alle anderen pflanzlichen Wirkstoffe werden mit Hilfe chemischer Verfahren aus den Pflanzen extrahiert und in Form von Tabletten,

Tropfen oder Zäpfchen gezielt zur Linderung von Beschwerden eingesetzt. Ohne die Gesamtheit der ganzen Pflanze aber wirken diese Substanzen einseitig. Sie sind zwar sehr effektiv, können jedoch durch ihre Einseitigkeit unerwünschte Nebenwirkungen hervorrufen, die bei Einnahme der gesamten Pflanze nicht entstehen würden. Die unterschiedlichen »Nebenstoffe«, die zusammen mit der Hauptwirksubstanz in einer Pflanze enthalten sind, wirken zwar für sich allein genommen nicht besonders stark, in ihrer Gesamtheit jedoch scheinen sie die starke, einseitige Wirkungsweise der Hauptanteile auszugleichen. Wird ein pflanzliches Heilmittel richtig dosiert und angewendet, sind Nebenwirkungen deshalb äußerst selten.

Wichtig! Äußerste Vorsicht ist jedoch bei denjenigen Pflanzen geboten, die giftige Substanzen enthalten; sie dürfen nur vom Arzt eingesetzt werden. Auch während einer Schwangerschaft ist eine Selbstbehandlung mit Phytotherapie nur nach Rücksprache mit dem Arzt erlaubt.

Zubereitung und Anwendung
Innerliche Anwendung:
● Tees und Teemischungen: Heilpflanzentees sollten stets frisch zubereitet werden, da die darin enthaltenen Vitamine sonst zerstört werden und die Heilwirkung nachläßt; ein aufgewärmter Tee ist also weniger wirksam als ein frischer Tee, allerdings bei Zeitmangel besser als gar nichts.

Immer frisch zubereiten

Die Mehrzahl der im folgenden genannten Heilpflanzen sind in den meisten Apotheken, Naturkostläden, Kräuterläden oder Reformhäusern vorrätig; einige wenige Heilpflanzen sind nur auf Bestellung erhältlich.

Die Dosierung nicht erhöhen

Wichtig: Hat der von Ihnen gewählte Tee nach einem Tag keine Besserung gebracht, verstärken Sie die Dosierung bitte nicht, sondern wählen Sie statt dessen zwei oder drei andere Pflanzen aus, bei denen ähnliche Heilwirkungen angegeben sind.

90

● Tinkturen, Tropfen: Kräutertinkturen und -tropfen sind pflanzliche Alkoholextrakte (aus der Apotheke oder dem Reformhaus). Sofern die Dosierung bei den folgenden Empfehlungen nicht angegeben ist, entnehmen Sie sie bitte der jeweiligen Packungsbeilage.

● Kapseln: Kräuter, die unangenehm schmecken, können häufig auch als Kapseln eingenommen werden (aus der Apotheke oder dem Reformhaus). Sofern die Dosierung im folgenden nicht angegeben ist, richten Sie sich bitte nach der Packungsbeilage.

Äußerliche Anwendung:
● Rizinusölwickel: Nehmen Sie ein Baumwolltuch, das doppelt gefaltet genau den Unterleib bedeckt. Durchtränken Sie das Tuch mit Rizinusöl (Christpalme; aus der Apotheke) und legen Sie es auf den Unterleib direkt auf die Haut. Wickeln Sie nun eine Wolldecke um den gesamten Unterleib – Sie können auch eine Plastiktüte zwischen das getränkte Baumwolltuch und die Wolldecke legen, damit die Decke nicht zu ölig wird –, und lassen Sie den Wickel eine Stunde wirken. Wenn Sie zusätzlich eine Wärmflasche auflegen, verstärken Sie die Wirkung. Diese Wickelbehandlung sollten Sie mindestens zwei Monate lang zwei- bis dreimal wöchentlich durchführen.

● Kompresse: Für eine Kompresse den entsprechenden Tee wie angegeben zubereiten und abkühlen lassen. Ein Baumwolläppchen in den lauwarmen Sud tauchen, etwas ausdrücken und für 15 Minuten auf die betroffene Stelle legen.
● Vollbad: Für ein Vollbad den entsprechenden Tee wie angegeben zubereiten (Sie benötigen 6 Tassen Sud pro Badewannenfüllung). Achten Sie darauf, daß die Temperatur verträglich ist (35° bis 38° C).

Wichtig: Das Vollbad sollte nicht länger als 15 Minuten dauern. Ein Vollbad darf während der Schwangerschaft nur mit ausdrücklichem Einverständnis des Arztes durchgeführt werden.

● Sitzbad: Für ein Sitzbad den entsprechenden Tee wie angegeben zubereiten (Sie benötigen 1 Tasse Sud pro 3 Liter Wasser) und in eine große flache Schüssel gießen. Sie sollte

groß genug sein, daß Sie sich mit dem gesamten Schamlippenbereich hineinsetzen können. Achten Sie darauf, daß die
Temperatur verträglich ist (35° bis 38° C).

**Den Arzt
befragen**

Wichtig: Das Sitzbad sollte 3mal täglich angewendet werden und jeweils nicht länger als 5 Minuten dauern. Ein
Sitzbad darf während der Schwangerschaft nur mit ausdrücklichem Einverständnis des Arztes durchgeführt
werden.

● Scheidenspülung: Sie benötigen entweder eine Scheiden-
dusche (aus der Apotheke; Anwendung siehe Packungsbeilage) oder eine 10-ml-Spritze (ohne Nadel), von der Sie das
dünne Ende abschneiden. Die Spritze mit der entsprechenden
Teezubereitung auffüllen und im Liegen zur Hälfte in die Scheide einführen. Wenn Sie mit dem Becken auf einem Kissen liegen, bleibt der Tee etwas länger in der Scheide.

Wichtig: Scheidenspülungen dürfen nicht während der
Schwangerschaft durchgeführt werden.

● Joghurtbehandlung: Sie benötigen dafür entweder eine
Spritze mit abgeschnittener Spitze wie für die Scheidenspülung oder einen Applikator, der den herkömmlichen medika-
mentösen Pilzmitteln beigegeben ist. Die Spritze oder den Applikator mit Naturjoghurt auffüllen, der mindestens 90 Prozent
lebendige rechtsdrehende (L+) Milchsäurebakterien enthalten
muß, und in die Scheide einführen. Der Joghurt sollte über
Nacht in der Scheide bleiben. Die Behandlung mindestens   **Wichtig!**
10 Tage lang wiederholen.

Die wichtigsten Heilpflanzen

Im folgenden nenne ich Ihnen die Pflanzen, die sich bei der Behandlung von Frauenbeschwerden besonders bewährt haben,
sowie ihre Zubereitung und Anwendungsmöglichkeiten.
Die einzelnen Zubereitungsweisen sind:

Zubereitung 1

- Zubereitung 1: 2 bis 3 Teelöffel Pflanze mit $^1/_4$ Liter kochendem Wasser übergießen, 10 Minuten ziehen lassen, abseihen. Sofern angegeben, nach Bedarf mit 1 Teelöffel Honig süßen (Diabetiker nicht süßen).
- Zubereitung 2: 1 Teelöffel Pflanze in $^1/_4$ Liter kaltem Wasser aufsetzen, aufkochen und 10 bis 15 Minuten köcheln lassen, abseihen. Sofern angegeben, nach Bedarf mit 1 Teelöffel Honig süßen (Diabetiker nicht süßen).

Zubereitung 2

Bärentraube (Uvae ursi folium): Wirkt keimtötend und zusammenziehend (adstringierend) auf das Harnsystem und wird als Tee zur Behandlung von Blasen- und Nierenentzündungen eingesetzt, ebenso bei Nierengrieß oder -steinen. Als Scheidenspülung hilfreich bei einer Aminkolpitis.
- Zubereitung 1 (→ oben); Anwendung als Tee: 3mal täglich 1 Tasse. Anwendung als Scheidenspülung: → Seite 92.

Aminkolpitis

Baldrian (Valerianae radix): Kann ohne Bedenken zur Verringerung von Spannungs- und Angstzuständen und bei Schlaflosigkeit auch über längere Zeit eingesetzt werden. Hilft bei der Linderung von Krämpfen und Schmerzen während der Periode (auch als Baldriantinktur und -tropfen in der Apotheke erhältlich; Anwendung siehe Packungsbeilage).
- Zubereitung 1 (→ oben); Anwendung: Bei Bedarf 1 Tasse.

Perioden-schmerzen

Beifuß (Artemisiae herba): Regt die Monatsblutung an, wirkt verdauungsfördernd.
- Zubereitung 1 (→ oben); Anwendung: 3mal täglich 1 Tasse.

Fördert die Periode

Borretsch (Borago officinalis herba): Wirkt regenerierend auf die Nebennierenrinde und entspannt bei Streß (kann auch über längere Zeit unbedenklich eingesetzt werden).
- Zubereitung 1 (→ oben); Anwendung: 3mal täglich 1 Tasse.

Entspannt

Brennessel (Urticae herba): Wirkt harntreibend und zusammenziehend. Hilfreich bei prämenstrueller Wasseransammlung sowie bei Zwischenblutungen und hormonell bedingten Brustschmerzen.
- Zubereitung 1 (→ oben); Anwendung: 3mal täglich 1 Tasse.

PMS, Zwischen-blutungen

Eberraute (Artemisia abrotanum herba): Wirkt antiseptisch (keimtötend), leitet verspätete Monatsblutungen ein.
- Zubereitung 1 (→ oben); Anwendung: 3mal täglich 1 Tasse.

Fördert die Periode

Ausfluß

Eichenrinde (Quercus cortex): Äußerlich als Scheidenspülung sehr wirksam bei unspezifischem weißen Ausfluß.
● Zubereitung 2 (→ Seite 93); Anwendung als Scheidenspülung: → Seite 92.

Fördert die Periode, PMS, Periodenbeschwerden

Frauenmantel (Alchemillae herba): Regt die Monatsblutung an, lindert Periodenschmerzen und Brustschmerzen; verringert zu starke Blutungen.
● Zubereitung 1 (→ Seite 93); Anwendung: 3mal täglich 1 Tasse.

Frauenminze (Mentha pulegium herba): Lindert krampfartige Schmerzen und Angstzustände. Regt die Menstruation an und fördert Gebärmutterkontraktionen.
● Zubereitung 1 (→ Seite 93); Anwendung: 3mal täglich 1 Tasse.

Fördert die Periode, Periodenschmerzen

> Wichtig: Frauenminze darf nicht während der Schwangerschaft angewendet werden.

Periodenschmerzen

Gänsefingerkraut (Anserinae herba): Sehr wirkungsvoll bei krampfartigen Periodenschmerzen (auch als Kapseln [200 mg] in der Apotheke erhältlich).
● Zubereitung 1 (→ Seite 93); Anwendung: 3mal täglich 1 Tasse. Dosierung als Kapsel: 2- bis 3mal täglich 2 Kapseln.

Goldkreuzkraut (Senecio aureus herba): Gebärmutterstärkend und harntreibend. Hilft bei ausbleibender oder spärlicher Periodenblutung. Als Scheidenspülung bei unspezifischem weißen Ausfluß.
● Zubereitung 1 (→ Seite 93); Anwendung als Tee: 3mal täglich 1 Tasse. Anwendung als Scheidenspülung: → Seite 92.

Fördert die Periode, bei Ausfluß

PMS

Helmkraut (Scutellaria laternifolia herba): Wichtiges Nervenmittel bei nervösen Spannungen. Hilfreich auch bei prämenstruellen Spannungszuständen.
● Zubereitung 1 (→ Seite 93); Anwendung: Bei Bedarf 1 Tasse.

Fördert die Periode

Heloniuswurzel (Chamaelirium luteum radix): Altes Indianermittel; enthält natürliche Östrogene und wirkt bei ausbleibender oder fehlender Periodenblutung sowie bei Ziehen in den Eierstöcken und bei drohender Fehlgeburt. Hilfreich bei Übelkeit in der Schwangerschaft.
● Zubereitung 1 (→ Seite 93); Anwendung: 3mal täglich 1 Tasse.

Herzgespann (Leonuri cardiacae herba): Zur Anregung bei verspäteter Periode oder zur Verstärkung der Monatsblutung. Lindert Angst- und Spannungszustände, hilft bei Herzklopfen durch Angst oder Verspannung, ebenso in der Schwangerschaft bei falschen Wehen.
● Zubereitung 1 (→ Seite 93); Anwendung: 3mal täglich 1 Tasse.

Fördert die Periode

Hirtentäschel (Bursae pastoris herba): Wirkt harntreibend und gebärmutterstärkend. Nützlich zur Einleitung von Periodenblutungen und zur Verringerung von zu starken Blutungen, ebenso bei Wassereinlagerungen vor der Periode.
● Zubereitung 1 (→ Seite 93); Anwendung: In der Woche vor der Periode 3mal täglich 1 Tasse; am Tag vor und während der Periode 3stündlich 1 Tasse.

Fördert die Periode, PMS, Periodenbeschwerden

Hopfen (Lupuli strobulus): Wirkt entspannend, beruhigend und schlaffördernd. Hilft bei Ruhelosigkeit, Angst und Spannungszuständen, auch vor und während der Periode oder in den Wechseljahren.
● Zubereitung 1 (→ Seite 93); Anwendung: Bei Bedarf 1 Tasse vor dem Schlafengehen.

PMS, Wechseljahrsbeschwerden

Johanniskraut (Hyperici herba): Wichtiges Mittel bei Nervenschmerzen, Angst- und Spannungszuständen, vor allem während der Wechseljahre und bei prämenstrueller Reizbarkeit. Lindert rheumatische Schmerzen. Äußerlich als Kompresse bei Krampfadern.

PMS, Wechseljahrsbeschwerden

Wichtig: Da Johanniskraut lichtempfindlich macht, sollten Sie während der Einnahme die pralle Sonne, Solarien oder Höhensonne meiden.

● Zubereitung 1 (→ Seite 93); Anwendung als Tee: 3mal täglich 1 Tasse. Anwendung als Kompresse: Seite 92.

Johanniskrautöl (Hyperici oleum): Hilft bei der Linderung von Brustschmerzen vor und während der Periode.
● Anwendung: Einige Tropfen Johanniskrautöl auf die Brust geben und vorsichtig einmassieren.

Brustbeschwerden

Kamille (Matricariae flos): Äußerlich als Sitzbad bei einem Bartholinschem Abszeß.
● Zubereitung 1 (→ Seite 93); Anwendung als Sitzbad: Seite 91.

Bartholinscher Abszeß

Perioden-beschwerden, Zwischen-blutungen

Kanadische Gelbwurzel (Hydrastis rhizoma): Wirkt zusammen-ziehend und kräftigend bei sehr starker Periode und bei Zwi-schenblutungen (bei Zwischenblutungen zu gleichen Teilen mit der Amerikanischen Waldlilie mischen, → Seite 99).
● Zubereitung: $1/2$ Teelöffel Pflanze mit $1/4$ Liter kochendem Wasser übergießen, 10 Minuten ziehen lassen, abseihen. An-wendung: 3mal täglich 1 Tasse.

Kermesbeere (Phytolaccae decandrae radix): Hilft bei Drüsen-schwellungen und Brustdrüsenentzündung. Innerlich als Tee; äußerlich als Kompresse.

Brust-beschwerden

> Wichtig: Kanadische Gelbwurzel darf nicht während der Schwangerschaft angewendet werden.

● Zubereitung: $1/4$ Teelöffel Wurzel in $1/4$ Liter kaltem Wasser aufsetzen, aufkochen und 10 Minuten köcheln lassen, ab-seihen. Anwendung als Tee: 3mal täglich 1 Tasse. Anwendung als Kompresse: Seite 91.

Hefepilz (Candida), Schimmelpilz

Knoblauch (Allium sativum): Knoblauch ist eines der besten keimtötenden Mittel und hilft ebenso gut bei Bakterien, Viren und Parasiten wie bei Hefe- (Candida albicans) und Schimmel-pilzen im Verdauungssystem und in der Scheide. Darüber hin-aus wirkt er blutdrucksenkend und verringert den Cholesterin-gehalt im Blut. Auch als (geruchlose) Kapsel in der Apotheke erhältlich (Dosierung siehe Packungsbeilage).
● Anwendung 1 (bei Candida in der Scheide): Mindestens zehn Tage lang eine rohe geschälte und gepreßte Zehe mit Joghurt mischen, auf das Ende eines Tampons geben und über Nacht in die Scheide einführen.
● Anwendung 2 (bei Candida in der Scheide): Einen Faden durch eine ganze (gepellte) Zehe ziehen und wie einen Mini-tampon über Nacht in die Scheide einführen; in Kombination mit einer Joghurtbehandlung (→ Seite 92). Mindestens zehn Tage lang wiederholen.
● Anwendung 3 (bei Candida im Darm): Zehn Tage lang 3mal täglich eine geschälte rohe Knoblauchzehe essen oder die ent-sprechende Anzahl Kapseln einnehmen.

Fördert die Periode, Candidapilz

Lebensbaum (Thujae herba): Leitet eine verzögerte Monatsblutung ein. Sehr hilfreich auch bei Candida albicans. Innerlich als Tee; äußerlich als Scheidenspülung (bei Candida).

> Wichtig: Lebensbaum darf während einer Schwangerschaft weder innerlich noch äußerlich angewendet werden.

● Zubereitung 1 (→ Seite 93); Anwendung als Tee: 3mal täglich 1 Tasse. Anwendung als Scheidenspülung (bei Candida): 2mal täglich (→ Seite 92).

Fördert die Periode, Periodenschmerzen

Löwenzahnwurzel (Taraxaci radix): Altes Indianermittel, das gebärmutterstärkend, krampflösend und menstruationsfördernd wirkt. Wird bei drohender Fehlgeburt und falschen Wehen eingesetzt; bei echten Geburtswehen erleichtert es den Geburtsvorgang. Hilft bei verzögerter Periode und lindert Periodenschmerzen.
● Zubereitung 2 (→ Seite 93); Anwendung: 3mal täglich 1 Tasse.

> Wichtig: Löwenzahn kann zu Magenschleimhautreizungen führen. Dann setzen Sie den Tee bitte ab.

Fördert die Periode, PMS, Periodenschmerzen

Wechseljahrsbeschwerden

Mönchspfeffer (Agni Casti fructus): Mönchspfeffer ist eine der wichtigsten »Frauenpflanzen« und wird häufig zur Regulierung des hormonellen Gleichgewichts eingesetzt, da er über die Hirnanhangsdrüse die Progesteronproduktion anregt (→ Seite 11). Er hilft ausgezeichnet bei prämenstruellem Syndrom (PMS), ausbleibender Periode bei jungen Mädchen, Periodenschmerzen, zu seltenen oder unregelmäßigen Blutungen, Wechseljahrsbeschwerden sowie bei ausbleibender Periode nach dem Absetzen der Pille. Die Wirkung setzt allerdings erst nach acht bis zwölf Wochen ein.
(Als Agnölyth®, Strotan® oder Agnökaston® als Alkoholextrakt sowie als Kapsel in der Apotheke erhältlich.)
● Zubereitung 1 (→ Seite 93); Anwendung als Tee: Bei Bedarf oder kurmäßig über sechs Monate 3mal täglich 1 Tasse.

● Dosierung als Tropfen oder Kapsel: Bei Bedarf oder kurmäßig über sechs Monate täglich morgens auf nüchternen Magen 40 Tropfen oder 1 Kapsel in etwas Flüssigkeit einnehmen.

Candidapilz, Herpes genitalis

Myrrhe (Myrrha): Das Gummiharz der Myrrhe wirkt keimtötend und regt das körpereigene Abwehrsystem an. Innerlich als Tee; äußerlich als Scheidenspülung bei Candida albicans. Als Tinktur (Myrrhae tinctura) bei Herpes genitalis.
● Zubereitung: 1 Teelöffel Pflanze mit $1/4$ Liter kochendem Wasser übergießen, 10 Minuten ziehen lassen, abseihen. Anwendung als Tee: 3mal täglich 1 Tasse.
● Zubereitung als Scheidenspülung: 1 Teeaufguß Myrrhe und 1 Teeaufguß Kanadische Gelbwurzel (→ Seite 96) zu gleichen Teilen mischen. Anwendung als Scheidenspülung: Seite 92.
● Anwendung als Tinktur: Einige Tropfen Tinktur vorsichtig auf das/die Bläschen tropfen (brennt kurz!). Etwas sanfter ist eine Mischung aus Sonnenhutwurzel und Myrrhe zu gleichen Teilen.

Wechseljahrsbeschwerden, Periodenbeschwerden

Schneeball, Gemeiner (Viburnum opulus cortex): Hilft bei unregelmäßigen Perioden während der Wechseljahre. Lindert starke Periodenblutungen.
● Zubereitung 1 (→ Seite 93); Anwendung: 3mal täglich 1 Tasse (heiß!).

Fördert die Periode, Periodenschmerzen

Schwarze Schlangenwurzel (Cimicifugae rhizoma): Altes Indianermittel, das natürliche Östrogene enthält. Hilft bei schmerzhaften und verzögerten Periodenblutungen sowie bei verspäteter Periode bei jungen Mädchen, Gebärmutterkrämpfen, rheumatischen Beschwerden.
● Zubereitung: $1/2$ Teelöffel Pflanze in $1/4$ Liter kaltem Wasser aufsetzen, aufkochen und 10 Minuten köcheln lassen, abseihen. Anwendung: 3mal täglich 1 Tasse.

Aminkolpitis

Ulmenrinde, Amerikanische (Ulmus fulva cortex): Ein linderndes, schleimhautschützendes Mittel. Hilft innerlich als Tee bei Aminkolpitis, Dünn- und Dickdarmentzündungen oder Magenschleimhautentzündungen, äußerlich als Scheidenspülung bei Aminkolpitis und Pilzinfektionen.
● Zubereitung und Anwendung als Tee: 1 Teil pulverisierte Rinde mit 8 Teilen kaltem Wasser mischen, aufkochen lassen und

10 Minuten köcheln lassen, abseihen. 3mal täglich 2 Eßlöffel Tee einnehmen.
- Zubereitung als Scheidenspülung: Fertigen Tee nochmals zur Hälfte mit Wasser verdünnen.
- Anwendung als Scheidenspülung: Seite 92.

Wechseljahrs-beschwerden, Perioden-beschwerden

Waldlilie, Amerikanische (Trillium erectum rhizoma): Wirkt gebärmutterstärkend, zusammenziehend. Enthält eine natürliche Vorstufe des Östrogen. Hilft bei starken Periodenblutungen und Zwischenblutungen sowie bei unregelmäßiger Periode in den Wechseljahren. Als Scheidenspülung bei unspezifischem weißem Ausfluß.

Zwischen-blutungen, Ausfluß

- Zubereitung 1 (→ Seite 93); Anwendung als Tee: 3mal täglich 1 Tasse.
- Anwendung als Scheidenspülung: Seite 92.

Wolfstrappkraut (Lycopi herba): Als Extrakt (aus der Apotheke), zum Beispiel Cefavale® oder Strocedin®. Sehr wirksam bei prämenstruellen Brustbeschwerden.

Brust-beschwerden

> Wichtig: Wolfstrappkraut darf nur unter ärztlicher Aufsicht genommen werden, da es bei falscher Anwendung zu einer Vergrößerung der Schilddrüse kommen kann. Ein plötzliches Absetzen kann zu einer Verschlimmerung der Beschwerden führen.

Teemischungen

Teemischung 1: Wirkt entspannend und entkrampfend bei schmerzhafter Periode.

Perioden-schmerzen

Kamillenblüten 20,0 g · Scharfgarbenkraut 20,0 g · Fenchelfrüchte 10,0 g · Melissenblätter 10,0 g · Johanniskraut 10,0 g · Baldrianwurzel 10,0 g · Faulbaumrinde 5,0 g
- Zubereitung 1 (→ Seite 93); nach Bedarf mit 1 Teelöffel Honig süßen. Anwendung: Bei Bedarf 2mal täglich 1 Tasse (heiß!), auch zwischen den Perioden.

Perioden-schmerzen

Teemischung 2: Wirkt entspannend und entkrampfend bei schmerzhafter Periode.
Gemeiner Schneeball 20,0 g · Schneeballbaumrinde 20,0 g · Schwarze Schlangenwurzel 10,0 g

• Zubereitung 1 (→ Seite 93); nach Bedarf mit 1 Teelöffel Honig süßen. Anwendung: 3mal täglich 1 Tasse (heiß!) während der Periode.

Nervosität, Schlaflosig- keit

Teemischung 3: Bei Nervosität und Schlaflosigkeit.
Baldrianwurzel 10,0 g · Helmkraut 10,0 g
• Zubereitung 1 (→ Seite 93); nach Bedarf mit 1 Teelöffel Honig süßen. Anwendung: 3mal täglich 1 Tasse.

Teemischung 4: Bei nervösen Wechseljahrsbeschwerden.
Goldkreuzkraut 10,0 g · Hafer 10,0 g · Johanniskraut 10,0
• Zubereitung 1 (→ Seite 93); Anwendung: 3mal täglich 1 Tasse.

Wechseljahrs- beschwerden

Schlaflosig- keit

Teemischung 5: Bei Schlaflosigkeit.
Hopfen 10,0 g · Baldrian 10,0 g · Passionsblume 10,0 g
• Zubereitung 1 (→ Seite 93); Anwendung: Bei Bedarf 1 Tasse vor dem Schlafengehen.

Teemischung 6: Bei Zwischenblutung und starker Perioden- blutung. Diese Mischung dürfen Sie bedenkenlos während der Schwangerschaft einsetzen.
Löwenzahnwurzel 10,0 g · Heloniuswurzel 10,0 g · Herzge- spann 10,0 g · Scharfgarbe 10,0 g
• Zubereitung 2 (→ Seite 93); Anwendung: 3mal täglich 1 Tee- löffel Tee einnehmen.

Zwischen- blutungen, Perioden- beschwerden

Perioden- schmerzen

Teemischung 7: Hilfreich bei Gebärmutterkrämpfen während der Periode.
Schwarze Schlangenwurzel 10,0 g · Löwenzahnwurzel 10,0 g
• Zubereitung: $1/2$ Teelöffel Pflanze mit $1/4$ Liter kochendem Wasser übergießen, 10 Minuten ziehen lassen, abseihen.
• Anwendung: 3mal täglich 1 Tasse.

Teemischung 8: Sehr wirksam bei Hefepilzen (Candida) in der Scheide oder im Darm. Innerlich als Tee; äußerlich als Schei- denspülung.
Sonnenhutwurzel 20,0 g · Immergrün 20,0 g · Amerikanischer Storchschnabel 20,0 g · Amerikanische Waldlilie 20,0 g · Klet- tenlabkraut 20,0 g
• Zubereitung 1 (→ Seite 93); Anwendung als Tee: 3mal täglich 1 Tasse. Anwendung als Scheidenspülung: Seite 92; 3mal täg- lich; danach über Nacht Naturjoghurt in die Scheide geben (→ Seite 92).

Candidapilz

Herpes
genitalis

Teemischung 9: Bei Herpes genitalis.
Klettenlabkraut 20,0 g · Sonnenhutwurzel 20,0 g · Hafer 10,0 g · Kermesbeere 10,0 g
● Zubereitung 1 (→ Seite 93); bei Bedarf mit 1 Teelöffel Honig süßen. Anwendung: 2mal täglich 1 Tasse.

Aromatherapie

Als Aromatherapie wird die Behandlung von Krankheiten und Beschwerden mit natürlichen ätherischen Ölen bezeichnet, die aus Blättern, Blüten, Wurzeln und Rinden von Blumen, Gräsern, Bäumen und Sträuchern gewonnen werden. Verwenden Sie grundsätzlich nur reine ätherische Öle von bester Qualität, die in vielen Naturkostläden, Reformhäusern und Apotheken erhältlich sind (Bücher, die weiterhelfen, → Seite 107).

Candidapilz,
Herpes
genitalis

Tea-Tree-Öl (Melaleuca alternifolia): Tea-Tree-Öl wirkt keim- und pilztötend und hilft ausgezeichnet bei Pilzerkrankungen in der Scheide (Candida albicans) sowie zur Vorbeugung von Herpes genitalis.

> Wichtig: Die Schleimhäute reagieren sehr stark auf Tea-Trea-Öl. Wird es unverdünnt auf die Schleimhäute gebracht, kann dies ein brennendes Gefühl hervorrufen. Das ist eine natürliche Reaktion und nicht gefährlich.

● Anwendung bei Candida albicans. Bei sehr empfindlicher oder entzündeter Schleimhaut (die Scheide ist rot und geschwollen) ist es ratsam, das Öl entweder
– mit Wasser im Verhältnis 1:10 zu verdünnen oder
– mit Naturjoghurt, der Kulturen von rechtsdrehenden lebendigen (L+) Lactobazillen enthält, zu verdünnen (zusätzliche kühlende Wirkung!) oder
– unverdünnt auf eine Slipeinlage zu tröpfeln (so kann es den gesamten Bereich erreichen).
● Anwendung als Tampon (Candida albicans): Einige Tropfen mit Wasser oder mit Joghurt verdünntes Tea-Tree-Öl auf das Ende eines Tampons träufeln und in die Scheide einführen. Nach 4 Stunden entfernen.

- Anwendung als Slipeinlage (Candida albicans): Einige Tropfen unverdünntes Tea-Tree-Öl auf eine Slipeinlage träufeln. Die Einlage 2mal täglich erneuern.
- Zubereitung der Scheidenspülung (Candida albicans): Tea-Tree-Öl mit Wasser im Verhältnis 1:10 mischen. Anwendung: Seite 92. Mindestens zehn Tage lang, am besten abends vor dem Zubettgehen; danach einige Milliliter Naturjoghurt in die Scheide geben.
- Anwendung bei Herpes genitalis: Einige Tropfen unverdünntes Tea-Tree-Öl direkt auf die Stelle auftragen, an der Sie das Kribbeln spüren. In den meisten Fällen kann so der Ausbruch verhindert werden.

Akupunktur

Akupunktur ist eine uralte chinesische Heilmethode, die mittlerweile auch im Westen immer mehr Anhänger findet. Sie basiert auf dem Gedanken, daß die energetischen Kräfte von Körper, Seele und Geist als untrennbare Einheit in enger wechselseitiger Beziehung stehen. Wird der ungehinderte Austausch zwischen diesen Kräften gestört, kommt es zu einem Ungleichgewicht der Lebensenergie (chinesisch Qi), das heißt, die Lebensenergie wird geschwächt oder blockiert. Mit Hilfe von Krankheit oder Beschwerden versucht der Körper dann, ein solches Ungleichgewicht zu überwinden, um den ungestörten Fluß der Lebensenergie wiederzugewinnen. Diese Lebensenergie fließt in unserem Körper entlang zwölf großen, eng miteinander verbundenen Energiebahnen, den Meridianen. Bei der Akupunktur werden nun je nach Krankheit oder Beschwerden bestimmte zentrale Punkte auf diesen Meridianen durch äußere Einwirkung (Nadeln) stimuliert, um jene Energieblockaden zu lösen, die sich als Krankheit körperlich manifestiert haben. Mit Akupunktur lassen sich von Kopfschmerzen bis zur Durchführung großer Operationen alle Beschwerden und Krankheiten auf ebenso einfache wie natürliche Weise behandeln.

Körper, Seele und Geist sind eins

12 Meridiane

Bewiesen ist, daß die Anregung bestimmter Akupunkturpunkte zu hormonellen Veränderungen führt, das heißt, es können auch jene Hormone günstig beeinflußt werden, die von der

Beeinflußt
die Hormone

Hirnanhangsdrüse produziert werden und den weiblichen Zyklus bestimmen (FSH und LH, → Seite 11). Ebenso werden durch Akupunktur vermehrt Endorphine ausgeschüttet – körpereigene Hormone, die sich ebenfalls positiv auf den weiblichen Hormonhaushalt auswirken. Mit Akupunktur kann zum Beispiel der Eisprung ausgelöst werden, lassen sich Periodenschmerzen lindern oder Zyklusstörungen ausgleichen, außerdem können PMS-Beschwerden wie Migräne behoben werden. Für eine Akupunkturbehandlung brauchen Sie einen erfahrenen Fachmann (Adressen, die weiterhelfen, → Seite 108).

Entspannungsmethoden

Luna-Yoga

Regt Körper und Geist an

Luna-Yoga, eine von Adelheid Ohlig entwickelte und inzwischen von der WHO (Weltgesundheitsorganisation) anerkannte Methode, besteht aus einer Reihe sehr schöner Übungen – eine Mischung aus Bauchtanz, Yoga, Atemübungen und Bewegungen –, die Körper und Geist anregen und den Frauen ein intensives Körpergefühl vermitteln. Luna-Yoga fördert die Durchblutung der Beckenorgane ebenso wie die Beweglichkeit des Rückens, verhilft zu neuer Freude an der Bewegung und läßt die Frauen ihren eigenen weiblichen Rhythmus (wieder-)entdecken. Belegt ist, daß infolge der Übungen die Keimdrüsen aktiviert werden, die das weibliche Hormonsystem beeinflussen, wodurch hormonell bedingte Beschwerden wie PMS, Zyklusstörungen und Periodenschmerzen deutlich gebessert werden. Auch die Freude an der Sexualität nimmt auf diese Weise häufig wieder zu.

Den eigenen Körper erfahren

Darüber hinaus lernen die Frauen, die Mitteilungen ihres Körpers besser zu verstehen, und erfahren, wie sie ihren Zyklus auf natürliche Weise beeinflussen können, das heißt, wie sie bei Zyklusstörungen wieder einen gleichmäßigen Rhythmus herstellen oder bei Blutungsstörungen die Periodenblutung sanft unterstützen können.

Luna-Yoga-Kurse werden in Volkshochschulen angeboten und teilweise von der Krankenkasse erstattet.

Autogenes Training

Viele Frauenbeschwerden werden direkt oder indirekt durch andauernde seelische und/oder körperliche Anspannung ausgelöst, die über das Gehirn das hormonelle Gleichgewicht beeinflußt (→ Seite 13) und auf diese Weise zu einer Vielzahl von Beschwerden beiträgt. Eine sehr effektive Möglichkeit, sich auch zwischendurch immer wieder zu entspannen, bietet das Autogene Training. Es ist leicht zu erlernen – am besten in einem Kurs, den viele Volkshochschulen anbieten –, Sie brauchen dafür täglich nur etwa zehn Minuten Zeit, und die Übungen sind zu jeder Zeit und an jedem Ort durchführbar, etwa morgens in der U-Bahn oder am Schreibtisch. Bei vielen Menschen führt das regelmäßige Üben sowohl zu einer deutlichen Verbesserung ihrer streßbedingten Beschwerden als auch zu mehr innerer Ruhe und Gelassenheit; sie haben mehr Energie, und das seelische Wohlbefinden nimmt zu.

Entspannung für zwischendurch

Warum Ernährung so wichtig ist

Daß eine ausgewogene, möglichst vollwertige Ernährung mit viel Obst und Gemüse unerläßlich ist für unsere Gesundheit und unser Wohlbefinden, weiß jeder. Ohne ausreichend Vitamine, Mineralstoffe und Spurenelemente (Mineralstoffe, die der Körper nur in »Spuren« braucht), kommt es über kurz oder lang zu Mangelerscheinungen – die körpereigene Abwehrkraft wird geschwächt und der Mensch wird krank.

Daß aber die Ernährung außerdem weitreichenden Einfluß auf unser Hormonsystem hat und viele Frauenbeschwerden, etwa PMS (→ Seite 16) oder Periodenschmerzen (→ Seite 20), aber auch eine Endometriose (→ Seite 52) oder Myome (→ Seite 41), durch gezielte Ernährung günstig beeinflußt werden können, ist weniger bekannt.

Beeinflußt die Hormone

Im folgenden möchte ich Ihnen einige Tips geben, wie Sie mit bewußter Ernährung mögliche Beschwerden von vornherein vorbeugen oder sie zumindest positiv beeinflussen können:

Ernährung bei hormonell bedingten Beschwerden

Bei allen Beschwerden, die direkt oder indirekt infolge eines Ungleichgewichts zwischen den Hormonen Östrogen und

Progesteron entstehen – dazu zählen sämtliche Beschwerden rund um den Zyklus (ab Seite 16) –, können Sie mit Hilfe gezielter Ernährung eine Regulierung des gestörten Gleichgewichts bewirken:

• Gestalten Sie Ihre Ernährung möglichst abwechslungsreich; sie sollte zu einem großen Teil aus wertvollen Kohlenhydraten und Ballaststoffen (Naturreis, Vollkorngetreide, frisches Gemüse und Obst) bestehen, dafür weniger Eiweiß (kein rotes Fleisch, Geflügel, Milch) und möglichst wenig Fett (40 Gramm täglich) enthalten. Verzichten Sie möglichst auf Zucker und Weißmehlprodukte (Bücher, die weiterhelfen, → Seite 107).

Essen Sie sich gesund!

• Wichtig ist nicht die Menge, sondern die Qualität der Lebensmittel. Nehmen Sie sich Zeit für Ihre Mahlzeiten. Essen Sie nur dann, wenn Sie Hunger haben, und nicht, weil es Zeit dafür ist. Essen Sie, bis Sie satt sind, und hören Sie dann auf.

• Wenn Sie abnehmen wollen, versuchen Sie anstatt einer (Radikal-)Diät, die meist auf lange Sicht nicht viel bewirkt, die Haysche Trennkost. Obwohl medizinisch schwer nachzuweisen, funktioniert diese Methode hervorragend (Bücher, die weiterhelfen, → Seite 107).

• Essen Sie vitamin- und mineralstoffreich. Besonders wichtig ist die tägliche Versorgung mit Vitamin B_3 und B_6 sowie den Mineralstoffen Magnesium, Selen und Zink. Vitamin B_6 etwa fördert die Ausscheidung von (zuviel) Östrogen über die Leber, und es entsteht ein besseres Gleichgewicht zwischen Östrogen und Progesteron. Bei täglicher Einnahme eines Vitamin-B_6-Präparats (zum Beispiel Pyridoxin®, aus der Apotheke; Dosierung: täglich oder vom zehnten Tag des Zyklus an 100 mg) und/oder Mineralstoffpräparats (zum Beispiel Basika®, aus der Apotheke; Dosierung siehe Packungsbeilage) können Sie sicher sein, Ihren täglichen Bedarf zu decken.

Wichtig!

• Nehmen Sie möglichst wenig tierische Fette zu sich (Ausnahme: Butter); wichtig zur Förderung des Hormonstoffwechsels sind die essentiellen (ungesättigten) Fettsäuren, dabei vor allem Linolsäure, die zum Beispiel in Sonnenblumenöl und Maiskeimöl enthalten ist. Auch Nüsse und Keime sind gute Linolsäurequellen. Zusätzlich können Sie in der zweiten Zyklushälfte Nachtkerzenöl, das ebenfalls reichlich Linolsäure enthält, in Form von Kapseln einnehmen (aus der Apotheke oder dem Reformhaus; Dosierung siehe Packungsbeilage).

»Kalzium-räuber« meiden

● Meiden Sie möglichst Alkohol, Kaffee und die phosphatreichen colahaltigen Getränke, die als »Kalziumräuber« gelten und nach den Wechseljahren eine Osteoporose begünstigen (→ Seite 32). Frauen, die viel Kaffee trinken, leiden außerdem weit häufiger an PMS-Beschwerden als andere.

Ernährung bei einer Pilzinfektion (Candida albicans)

Bei allen Pilzinfektionen (→ Seite 55) sollten Sie vollständig auf Zucker, Weißmehlprodukte und raffinierte Kohlenhydrate verzichten; in hartnäckigen Fällen und bei Darmpilzen auch auf hefehaltige Lebensmittel. Nehmen Sie möglichst viel basische Kost zu sich, also Lebensmittel, die nicht zur Produktion von Säuren im Körper führen. Im allgemeinen sind Gemüse, Bohnen und Sojabohnen, Aprikosen, Rote Bete, gelbe Rüben (Karotten), Spinat, Früchte und Salate basenreich, auch alle Zitrusfrüchte wirken basisch, während Fleisch, Fisch, Wurst und Eier Säure produzieren. Auch viele Käsesorten, Vollkornbrot und Getreide sollten Sie nur begrenzt zu sich nehmen, da sie ebenfalls zur Säurebildung im Körper beitragen (Bücher, die weiterhelfen, → Seite 107).

Den Darm unterstützen

Zum Nachschlagen

Bücher, die weiterhelfen

Christiane Northrup: *Frauenkörper, Frauenweisheit*; Zabert Sandmann Verlag, München

Thorwald Dethlefsen/Rüdiger Dahlke: *Krankheit als Weg*; Goldmann Verlag, München

Sylvia Schneider: *Das neue Frauenlexikon*; Beltz Verlag, Weinheim

Julian Scott/Susan Scott: *Naturmedizin für Frauen*; Mosaik Verlag, München

Diane Stein: *Heilerinnen*; Heyne Verlag, München

Sylvia Schneider: *Besser durch die Tage*; Gräfe und Unzer Verlag, München

Harold Markus/Hans Fink: *Ich fühle mich krank und weiß nicht warum*; Ehrenwirth Verlag

Eva-Maria Kraske: *Candida-Pilzinfektionen natürlich behandeln*; Gräfe und Unzer Verlag, München

Irmhilt Ruedt von Collenberg: *Wechseljahre Beschwerden natürlich behandeln*; Gräfe und Unzer Verlag, München

Sylvia Schneider: *Wechseljahre. Die andere Fruchtbarkeit*; Goldmann Verlag, München

Naturmedizin heute; Gräfe und Unzer Verlag, München

Werner Stumpf: *Der große GU Ratgeber Homöopathie*; Gräfe und Unzer Verlag, München

Mannfried Pahlow: *Das große Buch der Heilpflanzen*; Gräfe und Unzer Verlag, München

David Hoffmann: *Das Findhorn Kräuter-Heilbuch*; Heyne Verlag, München

Monika Werner: *Der große GU Ratgeber Ätherische Öle*; Gräfe und Unzer Verlag, München

Susan Drury: *Die Geheimnisse des Teebaums*; Windpferd Verlag, Aitrang

Edward Bach: *Blumen, die durch die Seele heilen*; Hugendubel Verlag, München

Sigrid Schmidt: *Durch Bachblüten zu Wohlbefinden und innerer Harmonie*; Gräfe und Unzer Verlag, München

Mechthild Scheffer: *Die Bachblütentherapie*; Hugendubel Verlag, München

Dietrich Langen: *Autogenes Training*; Gräfe und Unzer Verlag, München

Adelheid Ohlig: *Luna Yoga*; Goldmann Verlag, München

Esther Jenny/Dassappa Keshava: *Yoga – Grundkurs für Anfänger*; Gräfe und Unzer Verlag, München

Almuth Huth/Werner Huth: *Meditation*; Gräfe und Unzer Verlag, München

Ingeborg Münzing-Ruef: *Kursbuch für gesunde Ernährung*; Heyne Verlag, München

Friedhelm Mühlleib: *Fit, schön und gesund – Vitamine*; Gräfe und Unzer Verlag, München

Elmadfa/Aign/Fritzsche: *Die große GU Vitamin- und Mineralstoff-Tabelle*; Gräfe und Unzer Verlag, München

Birk/Eichborn/Früchtel/Kurz/Rittinger: *Das große GU Vollwert-Kochbuch*; Gräfe und Unzer Verlag, München

Ludwig und Ilse Walb: *Original Hay'sche Trennkost*; Haug Verlag,

Gabriella Plüss/Angelika Ilies: *Schlank & Fit durch Trennkost*; Gräfe und Unzer Verlag, München

Angelika Ilies/Eva-Maria Kraske: *Candida – Richtig essen bei Pilz-infektionen*; Gräfe und Unzer Verlag, München

Adressen, die weiterhelfen

Bei den folgenden Adressen erhalten Sie Auskunft über homöo-pathisch arbeitende Frauenärzte/ärztinnen, Neuralptherapie, Aku-punktur und alle anderen Naturheilverfahren:

– Ärztetag für Medizin ohne Nebenwirkung
  Feinhalsstraße 8 · 81247 München
– Deutsche Akademie für Akupunktur und Aurikulomedizin e.V.
  Feinhalsstraße 8 · 81247 München
– Homöopathie-Forum; Organisation klassisch homöopathisch arbeitender Heilpraktiker e.V.
  Grubmühler Feldstraße 14a · 82131 Gauting bei München
– Hufeland Gesellschaft für Gesamtmedizin e.V.
  Friedenstraße 98 · 75173 Pforzheim

Speziell für junge Mädchen:
– »Durchblick«
  85762 Oberschleißheim
  (Telefonische Beratung zu allen Fragen der Sexualität und Verhütung; nach Wunsch auch anonym)

– ANAD Selbsthilfe Anorexia – Bulimia Nervosa e.V.
  Ungererstraße 32 · 81677 München
  (verschickt Adressen von Selbsthilfegruppen)

Beschwerdenregister

Abszeß, Bartholin-
scher 64
Adnexitis 47
Amenorrhoe,
Primäre 28f.
Amenorrhoe,
Sekundäre 31f.
Aminkolpitis 57
anovulatorische
Zyklen 35
Ausfluß 43

Bartholinscher
Abszeß 64
Bartholinsche Drü-
sen, Entzündung
63
Bartholinsche
Zyste 63
Belastung, körper-
liche 34
Belastung, see-
lische 34
Brustschmerzen
23f.

Chlamydien 46

Darmflora, zerstör-
te 45
Dysmenorrhoe 20f.

Eierstockzyste 38f.
Eileiterentzündung
47
Eileiterentzündung,
Folgebeschwer-
den 49
Endometriose 52f.
Endometritis 50

Feigwarzen 65f.
Fluor 43

Follikelzyste, persi-
stierende 38

Gebärmutter-
schleimhaut-
entzündung 50
Gebärmutter-
schleimhaut,
unregelmäßiger
Aufbau 35
Gebärmutter-
schleimhaut,
versprengte 52f.
Gelbkörperzyste,
persistierende
38
Geschlechtskrank-
heiten 43f.
Gewebeprobe,
schmerzhafte
Periode nach 23
Gonorrhoe 43

Herpes genitalis 61
Hyperplasie 35

Jungfernhäutchen,
geschlossenes
28

Kinderlosigkeit 54
körperliche Be-
lastung 34

Lues 43, 47

Mangelernährung
29
Mastopathie 24
Myom 41f.

Oligoamenorrhoe
25f.

Osteoporose 33

PCO (Polyzysti-
sches Ovarsyn-
drom) 25f.
Periode, Ausblei-
ben der 31f.
Periode, schmerz-
hafte 20f.
Periode, seltene
25f.
Periode, unregel-
mäßige 25f.,
35f.
Periode, verspätete
erste 28f.
Periode, zu häufige
35f.
Pille, Beschwerden
durch die 58
Pilze, Scheiden-
entzündung
durch 55
Pilzinfektion,
Ernährung bei
106
PMS (Prämenstru-
elles Syndrom)
16f.
Polymenorrhoe
35f.
Primäre Amenor-
rhoe 28f.

Schamlippen,
schmerzende 60
Scheidenent-
zündung durch
Pilze 55
Scheidenmisch-
infektion 57
Scheidenschmer-
zen 60

Schmerzen im Genitalbereich 60
seelische Belastung 34
Sekundäre Amenorrhoe 31f.
Spirale, schmerzhafte Periode 23
STD 43f.
Syphilis 43, 47

Trichomonaden 46
Tripper 43

Untergewicht 29

Vaginose, Bakterielle 57

Wechseljahre, vorzeitige 32

Wechseljahrsbeschwerden 33

Zervixpolyp 37
Zwischenblutungen 37, 42
Zyklen, anovulatorische 35
Zyste 38f.
Zyste, Bartholinsche 63

Sachregister

Abstrich zur Krebsvorsorge 36, 37, 42
Acidum nitricum D6 72
Akupunktur 102
Aminkolpitis-Mischung 87
Antiandrogene 26
Antibiotika, Nachbehandlung 44, 69
Antibiotika, Nebenwirkungen 44
Aristolochia D6 73
Aromatherapie 101
Arsenicum album D6 73
Aurum chloratum natronatum D6 74
Ausfluß, normaler 43
Autogenes Training 104

Bach-Blütentherapie 88

Baden 59, 91
Badetherapie 50
Baldrian 93
Bärentraube 93
Bartholinsche Drüsen 11, 63f.
Beifuß 93
Belladonna D6 74
Bewegung, körperliche 18
Biopsie 60
Blutung, Stärke der 14
Borax D6 74
Borretsch 93
Brennessel 93
Brustkrebsvorsorge 24
Bryonia D6 74

Calcium carbonicum D6 75
Calcium fluoratum D6 75
Candidapilz 55, 106
Causticum D12 85
Cefakliman 87
Chamomilla D6 75
Cimicifuga D6 76

Cyclamen Pentarkan 87

Darmflora, Aufbau der 45
Dequalidin 46, 58
Dosierungsvorschriften, homöopathische 72

Eberraute 93
Eichenrinde 94
Eierstöcke 10
Eileiter 10
Eisprung 12
Eizelle, Reifung 11
Entspannungsübungen 21
Enzymtherapie 25, 48, 54
Erigeron canadensis D6 76
Ernährung 29, 104

Fette 105
Frauenarzt/ärztin wählen 8f.

Frauenmantel 94
Frauenminze 94
Frauenrolle, Anneh-
men der 26, 27,
54
FSH (folllikelstimu-
lierendes Hor-
mon) 11 f.

Gänsefingerkraut
94
Gebärmutter 10
Gelbkörperhormon
12
Geschlechtskrank-
heiten 43
Geschlechtsorgane,
weibliche 10 f.
Gewebeprobe 60
Goldkreuzkraut 94
Graphites D6 76
Graphites D12 86

Hamamelis virgini-
ca D6 76
Heilpflanzen 92 f.
Helmkraut 94
Heloniuswurzel 94
Hepar sulfuris D12
76
Herzgespann 95
Hirnanhangsdrüse
14
Hirtentäschel 95
Homöopathie 68 f.
Hopfen 95
Hormonbehand-
lung 19, 24, 26,
32, 52
Hormone 13 f.
hormonelles
Gleichgewicht
(gestörtes) 16,
20, 35, 38, 41,
104 f.

HP-Virus 65
Hydrocotyle asia-
tica D4 77
Hygiene 58
Hypophyse 14
Hypothalamus 14

Ignatia D6 77
Immunsystem 45,
50, 61
Intimpflege 58
Ipecacuanha D6 77

Joghurtbehandlung
45, 56, 57, 59,
92
Johanniskraut 95
Johanniskrautöl 95

Kalium carbonicum
D12 86
Kamille 95
Kanadische Gelb-
wurzel 96
Karrierefrauen 54
Kermesbeere 96
Klitoris 11
Knoblauch 96
Knochendichte-
messung 33
Kompressen 91
Krankheit als Lern-
prozeß 7 f.
Krankheitsursachen
erforschen 7 f.
Krebsabstrich 36,
37, 42
Kreosotum D6 77

Lac caninum D6 78
Lachesis D12 78
Laparoskopie 52
Lebensbaum 97
LH (luteinisieren-
des Hormon) 11

Lichttherapie 18,
27
Lilium tigrinum D6
78
Löwenzahnwurzel
97
Luna-Yoga 103
Lycopodium D12
79

Mädchen, gynäko-
logische Unter-
suchung 28
Magnesium phos-
phoricum D6 79
Mastodynon-Trop-
fen 87
Menarche 28
Mercurius bijoda-
tus D6 80
Mercurius solubilis
D12 79
Mineralstoffe 105
Mischpräparate,
homöopathische
87
Mönchspfeffer 97
Murex purpurea D6
80
Myrrhe 98

Natrium muriaticum
D12 80, 86
Nosoden 70
Nux vomica D12
80

Östrogen 11 f., 33

Partnerbehandlung,
obligate 47, 58
Periode, Dauer der
14
Periode, erste 28
Petroleum D6 81

Pflanzenheilkunde 89 f.
Phytolacca D6 81
Phytotherapie 89 f.
Pille 58
Platinum D12 81
Podophyllum 66
Potenzierung 68
Progesteron 12, 19, 24
Prostaglandine 21
Psychotherapie 26
Pulsatilla D12 81, 85

Rhus toxicodendron D12 82
Rizinusölwickel 91

Sabina D6 82
Scheide 10
Scheidenspülungen 59, 92
Schmerzmittel 22

Schmierblutungen 37
Schneeball, Gemeiner 98
Schwangerschaft 31, 62
Schwarze Schlangenwurzel 98
Selbstbehandlung, homöopathische 69 f.
Selbstheilungsmechanismen 7 f.
Sepia D6 82
Silicea D6 84
Sitzbäder 91
Slipeinlagen 59
Spirale 23, 51
Sulfur D6 84

Tea-Tree-Öl 101
Teemischungen 90, 99 f.
Thuja D6 84

Ulmenrinde, Amerikanische 98
Ultraschalluntersuchung 39

Veratrum album D6 85
Viburnum opulus D4 85
Vitamine 105
Vollbäder 91
Vorsorgeuntersuchungen 67

Waldlilie, Amerikanische 99
Waschmittel 59
Wechseljahre, Beginn der 32 f.
Wolfstrappkraut 99

Zwischenhirn 14
Zyklus, weiblicher 11 f.

Redaktion: Doris Schimmelpfennig-Funke
Lektorat: Christine Pfützner
Grafiken: Norbert Gerstenberger
Herstellung: Ina Hochbach
Satz: Filmsatz Schröter, München
Printed in Italy

ISBN 3-7742-2580-X

Auflage	5.	4.	3.	2.	1.
Jahr	99	98	97	96	95